人間作業モデルで読み解く作業療法

Model of Human Occupation

昭和大学 保健医療学部 作業療法学科

教授　鈴木憲雄　著

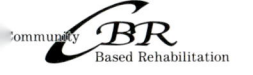

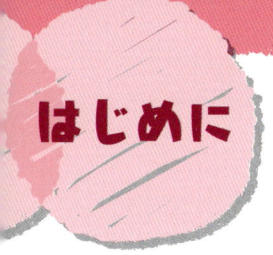

はじめに なぜ人間作業モデルを学ぶのか

こういう作業療法もありだなぁ

　私が人間作業モデル（Model of Human Occupation ; MOHO）に興味を持ったきっかけは 1999 年に秋田大学で開催された講習会でした．

　この講習会に参加する以前，私はある老人病院で 1 人の患者さんを担当していました．

　86 歳女性 M さん，脳出血，右片麻痺そして末期がんの方です．運動性失語で多少の話しにくさはありますが，実際はコミュニケーションを十分とることができます．嚥下障害もありません．ただ，麻痺が重篤で，大柄な方だったので，ベッドと車椅子の移乗は 2 人の介助を必要とする状態でした．1 人でつかまり立ちはできません．

　もうすぐ年越し…というある日のことです．

　M さん：「昔は正月といえば着物に着替えて過ごしたものだ…．しばらく着物を着ていないね…」

　私　　　：「みんなそうだったのですか？」

　M さん：「そうよ．それにしても，しばらく，着物を着てないねぇ」

　私　　　：「着物を着てみたいですか？」

　M さん：「そうねぇ．着るとなったら立てないとだめね．帯を締めるのに，立っていないといけないもの．ねぇ…」

　　　　　「写真１枚だけでも撮っておきたいわね．でも，難しいわね…」

　今となっては，なぜその時，着物の話になったのかは思い出せません．しかし，明瞭に着物を着たいと訴えてきました．

　実はこのＭさんは，ご自分が末期がんであることを承知していました．ご家族も本人がやりたいことをやらせてあげたいという意向をお持ちでした．

　ある時Ｍさんが「お寿司が食べたいねぇ」とつぶやくんです．Ｍさんは決してわがままをいう方ではありません．ご家族やわれわれスタッフのことをとても気遣ってくれる方です．気遣いというよりは遠慮しているという表現が合います．そのＭさんが「お寿司食べたいねぇ…」と小さな声でつぶやくのですから，見過ごすわけにはいきません．

　私　　　：「お医者さんと看護師さんに，お寿司を出前で取れるか聞いて
　　　　　　みましょうか？」
　Ｍさん：「いや，お寿司屋さんのカウンターで食べるの」

　ビックリしました．

　一番近いお寿司屋さんは，病院を出て，坂道を登って５分のところ．私は急いで病棟へ報告し，医師と相談しました．もちろんご家族にも相談です．すると，そのお寿司屋さんに，看護師と私が一緒について行くという条件で許可が出ました．

　Ｍさんは大喜びです．お寿司屋さんには，前もって食べに行く時間を伝え，車いすが入れるように配置を調整してもらいました．物理的・社会的環境の調整です．無事にお寿司を食べ終え，Ｍさんとご家族，そして大将で記念写真を撮りました．

　さぁ，今度は着物です．また，ご家族と看護師さん，医師と作業療法士

（私）で作戦会議です．

　「着物に着替えて写真を撮りましょう！」と全員が一致しました．着物はご家族が自宅から探してくれました．着付けは看護師さんの中からできる人を探しました．作業療法では，着物を着るために必要なつかまり立ちとその耐久性について，一時的に機能訓練を行いました．もちろんＭさんも了解済みです．短い時間ですが，2人がかりの介助から1人での介助で何とか立位を保持できるようになりました．Ｍさんはかなり努力をされたと思います．

　お正月明け，いよいよＭさんの着替えが始まりました．

　Ｍさんは予定どおりに着物に着替えて，ちょっとお化粧．そしてお披露目．Ｍさんもご家族も大喜びでした．記念写真を撮り，院内に作ったお社にお参りをして，素敵な時間を過ごしました．

　そして，Ｍさんは桜の花を待たずに亡くなりました．でも，ご家族とのたくさんの思い出の写真と一緒にご自宅へ帰られたのを見送った時に実感しました．

　「こういう作業療法もありだなぁ」

　とても印象に残っている患者さんです．今から30年以上前の経験です．

　現在は，病院という場所では，これほど自由度をもって個人に対応することはできないご時世かもしれませんね．その方を作業的存在として理解する作業療法士にとっては，物理的環境や社会的環境の調整というお仕事はとても重要であり，裏方さん的役割を担っているといえます．

　もちろんＭさんの意志に注意深く耳を傾け，その思いを維持しつつかかわったわけですが…．

当たり前の作業療法実践を記録・共有・検討するツール

　私たち作業療法士は，患者さんの個別性を重視し，とても繊細な対応をしています．その対応を保健・医療・福祉あるいは教育その他の領域の中で，どのように説明できるか大きな責任を担っています．私たちは作業療法の独自性という観点から説明を求められていることを自覚すべきですし，私たちも独自性を主張したいわけです．

　私がMさんを担当していた当時は，生体力学的アプローチや神経発達学的アプローチ，といった治療方法や臨床神経学といった知識が大はやりでした．つまり，それに関連する表現は一気に増えたのですが，人の行為を説明するところは置き去りにされた感がありました．それどころか，私には人の行為の適応に着目するという発想自体がありませんでした．しかしこのMさんへの作業療法の経験を境に，自身の実践に違和感を持つようになりました．これまではどちらかというと正常─異常という視座に居座っていた状態から，上手─下手というか，困る─困らないというか…不満─満足というか，患者さんの主観的側面が妙に気になるようになりました．しかし，この側面は記録のしようがなく，違和感としてくすぶっていました．

　MOHOを知ってからは，文字に表現できなかった部分が，十分ではないにしても記録できるようになりました．Mさんの例でいえば，Mさんの生活が，Mさんご自身が決めた「お寿司を食べる」とか「着物を着る」という目標に向けてすべて関係づけられるようになったんですね．つまり，お寿司を食べに行くためには座っていられないといけない…とか，着物を着るためには少しくらい痩せなきゃ…そのために少し運動しないとだめだね…といったように．もはや確認しようがないのですが，今でも私はMさんのことを振り返ります．Mさんはご家族と過ごした思い出をどうして

も残したかった（価値）のではないでしょうか．そのためには，もしかするとお寿司でなくてもよかったのかも…あるいは，ご家族の一大事にはお寿司くらいは食べないと（役割）…など何か意味があるのかもしれない．そうやって，説明や検討ができるようになりました．そして，それをご本人やスタッフ，あるいはご家族と共有して一緒に考えられるようになりました．また，この MOHO の観点で話のできる仲間が全国にでき，非常に心強く思いました．さらに対象者の特徴や実践される場を越えて，そもそも作業療法とはいったい何なのか…を常に考えるようになれたことは，MOHO を学んだことによる大きな収穫です．

「人間作業モデルは難しい…」を MOHO 的に解釈すると

「MOHO ってなんか難しい…」というご意見をいただくことがあります．この語りを MOHO 的に解釈すると「難しい」から私には理解できない…つまり個人的原因帰属の観点から「私はそれを身につけるのは無理…」という認識にあるのでしょうね．きっと，難しい説明を聞いたり，あるいは，分厚い MOHO の書籍にチャレンジして失敗した経験をお持ちなのでしょう．本書は，コーヒーを飲みながら，あるいは電車の中で手軽に読みながら，MOHO の概要が理解できるように，できるだけわかりやすく解説した本です．

本書のねらい

本書のねらいは，「MOHO を学ぶ」という作業に対する能力を「**できる！やれる！**」と自己認識させることです．私が講習会や授業，あるいは病院の研修会でお話ししているかのような，ライブ感を持った表現にし，

とにかく「わかりやすさ」にこだわりました．ですから，多少大げさな解釈や説明になっている部分がありますが優しい気持ちでご覧になってください．そしてご一読いただき，「**なぁんだ，そういうことか…**」と思っていただければ，本書の意図は達成です．

　この「わかりやすさ」にこだわった本書作成のお誘いから，執筆にあたりたくさんのアイデアと助言をいただいた株式会社シービーアールの皆様に心からお礼を申し上げたいと思います．ありがとうございました．
　本書を手にした皆さまの作業療法実践がさらに豊かなものになることを信じて…

2017 年 9 月　鈴木憲雄

人間作業モデルとは？

　作業療法の歴史を学んだ時に「パラダイム」という言葉を耳にしませんでしたか．パラダイムを，わかりやすく表現すると「ある領域の大多数の人がそうだと考えるものの見方」です．作業療法専門職のパラダイムを検討しているのが，Kielhofner 著（山田孝訳）の「作業療法の理論（三輪書店，1993）」という本です．私はこの本を読んで，自分のわずかな作業療法の歴史が，作業療法全体のパラダイムの発展を追体験しているように感じました．
　正確ではありませんが，う〜んとわかりやすくまとめてみます．18〜19 世紀，精神障害者への処遇として道徳療法が流行しました．患者さんを隔離するのではなく，日常の生活にどんどん参加させるのです．しかし，諸般の事情（移民，経済的理由）により衰退してしまいます．精神障害者は再び隔離されてしまいました．
　20 世紀初頭，病人や障害者に道徳療法を再び行う医師らが出現しました．そしてその人たちの思いは「作業療法」として開花するのです．この頃の作業療法で流行した考え方は，人が何かの作業をすることは，人に良い影響を及ぼすとする「作業パラダイム（1900〜1940 年代）」です．しかし，再び諸般の事

情（還元主義）からこのパラダイムも衰退し，取って代わったのが人を機械に当てはめて理解する見方でした．「機械論パラダイム（1960 年代）」です．しかし，作業療法では，「この見方では今起きている現象をうまく説明できないね」という声が増えてきました．

そこで出て来たのが Reilly の「作業行動理論」です．これには，有能でありたい，達成したいという人間のニーズ，仕事と遊びの連続性，作業役割，探索といった概念が含まれています．

この「作業行動理論」を用いて，患者さんに作業療法を実践するために考えられたのが Kielhofner らの「人間作業モデル」です（1980 年）．人間作業モデルは，人間が作業にうまく取り組んでいる状態（作業機能状態）を説明しようとします．つまり，なぜうまく作業ができないのか（作業機能障害）を考える道筋を提供してくれるのです．

　A：「ラーメンが好きですか？」
　B：「はい，好きです」
　A：「では，朝からラーメンはどうですか？」
　B：「はい，いけます」
　A：「では，毎朝ラーメンは…」
さぁ，ここで問題です．あなたなら B さんは以下のどちらの返事になると予想しますか？
　選択肢 1「いや，それは…」
　選択肢 2「もちろん，望むところです…」
両方あり得ますよね．

人間作業モデル的に重要なのは，その人はなぜその判断に至ったのかを説明することです．しかし，何の切り口もなく人の作業への取り組みを説明するのは大変です．そこで人間作業モデルは，人の作業への動機づけ，作業のパターン，環境の作業への影響，遂行における主観的経験を考慮し，それらの複雑な関係からその人はなぜ作業に取り組むのか，あるいは取り組まないのかを説明しようとします．その説明の切り口は，意志（価値，興味，個人的原因帰属），習慣化（習慣，役割），作業遂行（主観的経験，客観的構成要素），環境（物理的環境，社会的環境），行為（参加，遂行，技能），作業同一性，作業有能性，そして作業適応という概念です．

人の作業への取り組みを，うまく説明するための言葉がここにあります．是非一緒に読み進めていきましょう．

目次

第3章　患者さんを人間作業モデルで読み解く 89

第1章

人間作業モデルの概念

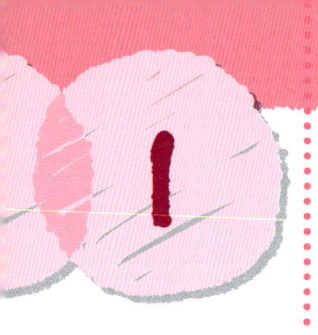

意 志

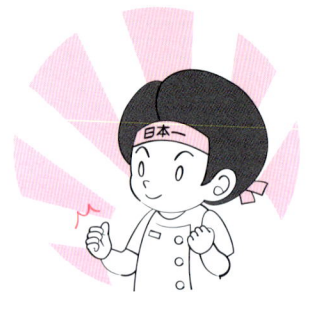

　意志は感情です．そして作業に対する動機を意味しています．私たちは，あれをやってみたい，これをやってみたいというように，作業をすることへの欲求の感情がふつふつと湧きあがることを経験します．いったい何がその欲求の感情を駆り立てるのでしょうか．つまり動機のカラクリはどうなっているのかということです．

　「意思」という言葉があります．これは何かをしようとする時の思いや考えという意味です．それに対して「意志」はあることを行いたい，または行いたくないという考え，あるいはそうしていたいという意向の意味を持ちます．つまり「意志」のほうが積極的であるということになります．

　この意志という感情は，作業をすることに対する可能性と期待に関する「予測」，作業をやるあるいはやらないの「選択」，作業を行う中で沸き起こる面白いとかつまらないという感情の「経験」，そしてその経験がその作業をすることについてどのような意味を持つか，つまりまたやってみたいとかもう二度とやりたくないといった「解釈」することを通して形作られます．作業療法にとってはこの予測―選択―経験―解釈という意志の過程は大変重要な意味を持ちます．ということはクライエント自身が行う作業をクライエントがどのように解釈するかが重要だということになります．もし二度とやりたくないという解釈をしたならば，その作業を治療的に用いることが難しくなります．つまり，作業療法士はクライエントにとってよい解釈となる経験ができる作業を提供する必要があるということです．

　では，これから意志を構成している個人的原因帰属，価値，興味の３つの概念について説明をすることにします．

個人的原因帰属

　漢字が７つ並ぶ難しい言葉ですが，簡単にいうと「できる」，「うまくできる」という認識のことです．「できる」という感覚は自分自身の能力についての認識です．「うまくできる」という感覚は自分が納得する効果を出せるかという認識です．作業に対する自信の度合いと置き換えるとわかりやすいでしょうか．

　ある作業に自信を持っている人は，その作業をすることを求め，自信のない人は作業をすることに対して躊躇する，思い切りが悪い，渋る，迷う，気おくれする，歯切れが悪い，弱腰になるといった反応を示すと考えられます．

　例えば「スキーの大会に参加しよう」という誘いに対して，ひとつ返事で「やろう！」と応答をする人は，自分自身のスキーの能力は大会に参加するに足りる状態であると認識しているかもしれません．あるいは自分自身が納得できる効果を出せると感じているかもしれません．それに対して「それは無理だよ…」と応答をする人は自信がない，うまくできるわけがないと思っているのではないでしょうか．

　「鍋奉行」という言葉は，個人的原因帰属を理解するには都合のよい言葉です．鍋奉行とは MOHO 的には，「何人たりとも私の鍋に手を出してはいけない．私に任せておけばよい．私が持っている最高の技能により，最高の鍋を堪能させてあげよう」という底知れぬ自信の表れであり，まさに個人的原因帰属の状態であると解釈できます．

　「豚もおだてりゃ木に登る」…．これも個人的原因帰属という側面をうまい具合に治療的に用いた結果を示すものと考えられます．それにしてもこ

の豚は自己統制が強い豚ですね．おだてただけなのに，その気になってしまった．私は豚…でも登ることができるかもしれないと思ったら，何ひとつ疑うことなく「できるかもしれない…」「できる」と気持ちを終始コントロールすることができたために木に登れたということですから．

「手前味噌」の意味は自分で自分をほめる，自慢するということを意味します．自分が造った味噌はおいしいよ．味噌造りの腕前は確かだよと自慢している様子を示しています．以前，私は自宅で味噌を造っていました．冬になると大豆や麹など，材料，道具を用意し，せっせと味噌瓶に仕込んでいました．その味噌は私にとっては最高の出来であり，この上ないお気に入りの味でした．ところが，妻や子どもたちは「あまり好きな味じゃない」とその味を受け入れませんでした…．妻や子どもたちを喜ばす原因に私はなることができない…，それ以来味噌造りから手を引きました．

自分の能力をどのようにみるか

「自分は何もできなくなってしまった」と自分の能力を実際以上に過少評価する患者さんがいらっしゃいます．作業療法士から見ると，その患者さんがいうよりは能力がありそうだと見積もっても，ご本人からすると「いやぁ本当に無理だ」という感情を持っているということです．そうすると必要以上に行為を制限する傾向がみられます．逆に何に対しても「大丈夫！」と自分の能力を過大評価する方もいらっしゃいますね．以前に作業療法士さんからこんな方の話を聞いたのが印象的でした．片麻痺をお持ちの方で，歩くこともヨタヨタしている状態であるにもかかわらず「わしはこれからも自転車に乗って狩りに行くんだ」と自信たっぷりに語る．「自転車に乗れるのですか」という問いかけに，「何をいっている．これまでずっと自転車に乗って狩りに行っていたんだ」この根拠のない自信は揺るがないものです．できないことにまで手を出して，さまざまな失敗を引

き起こすかもしれません．私たち作業療法士は，クライエント自身が自分の能力を正確に捉えることを支援する必要がありそうです．

　作業をすることは自身の能力を認識するチャンスになります．それだけに注意深く作業は提示されなければいけません．例えば，小料理屋をしていた板さんという経歴を持つクライアントに，作業療法士が「塩５ｇを量って小麦粉と混ぜましょう」と声をかけました．

　なんだか，ドキドキします．たぶん，少量の塩と小麦粉を混ぜるということを正確に指示する必要があったのでしょう．ですから，５ｇを…と指定したのでしょうね．でもあなたが話している相手は板さんですよ．しかも小料理屋を営むほどの．その相手が若いセラピストから「５ｇを量り…」っていわれたら，「俺はこんなこともできなくなってしまった…」と自己の能力を見積もるかもしれません．これまではそんなことは自分にとっては何でもない些細な仕事，それができなくなった今，他にできる仕事など何もない…と必要以上に重篤な状態であると思うかもしれません．それなりの配慮を忘れてはいけないということです．

　自身の能力をどの程度に見積もっているのか，これつまり個人的原因帰属です．

価　値

　価値とは自分にとって「大事だ」ということです．しかし，その大事という意味合いは非常に大きなものです．重要さ，大事さ，大切さ，値打ち，貴重さなどさまざまな類語が存在しますが，この価値をうまくいい当てているのは意味あるいは意義といった言葉だと思います．もう少しいい換えれば，人が生活する，あるいは生きることを支えている信念・確信・信条といったものが価値であると考えると合点がいきます．

　「目に入れても痛くない」．これは，自分の子どもや孫などがかわいくて

たまらないということを意味しています．もちろん自分の目の中に子ども
を入れたら，それは痛いです．でもその痛さが感じないくらいかわいいと
いうことであり，子どもや孫がそのくらい大切な存在であることを示して
います．MOHO 的には，決して「目に入れても痛くないんだぜ」と自分
の我慢強さを自慢しているわけではなく，子どもや孫の存在が自分にとっ
て大きな意味を持っているという価値を示した言葉であると考えます．

　「腐っても鯛」とは，素晴らしいものは，少しぐらい悪い状態になった
としても，本来の価値を失わないという意味です．鯛はめでたい吉事の魚
であり，その鯛が多少傷んだとしても鯛であることに変わりはないという
こと．MOHO 的には，鯛という魚が持つ価値を強調したことわざである
といえます．

　「早起きは三文の徳」と，父親によくいわれていた記憶があります．

　「三文っていくら？」なんて聞き返していたら，叩きのめされていたで
しょうね．

　でも，早起きをするとよいことがある．MOHO 的には，ダラダラとい
つまでも寝ていないで，さっさと作業に取り掛かりなさい．そうすること
によって，作業的な幸福が増えますよという教訓であると考えます．

　価値は文化の影響を大きく受けています．

　聞くところによると，定かではありませんが，アラスカのイヌイットは
視力が 5.0 だとか．アフリカのマサイ族は視力が 8.0 だとか．遠くのもの
が見えるということはイヌイットやマサイ族にとっては重要な意味を持つ
ことになりますが，私たちにとっては同様の意味を持つことになるので
しょうか．私たちは，遠くにあるスーパーをいち早く見つける必要はあり
ません．遠くにいる獲物をいち早く見つける必要もない．あるいは遠くが
見えてもよいが，視力が 8.0 である必要はない．つまり，イヌイットやマ
サイ族と同じ価値ではないということです．

逆に，マサイ族にとっては，どこのスーパーが一番安売りをしているかを調べる能力はそれほど価値のないことです．その生活圏の文化によって，その価値は大きく異なります．この大事であるという信念つまり価値は，その価値と一致する方法で作業をすることがよいことであり，そうしなければならないという義務感を作ります．義務感は「そうしなければならない」，つまり「それが正しいやり方である」とされ，それに絶対的に従う感情を生み出します．

作業に対する価値の影響

価値は大切であることを示しています．そのことができなくなると問題となります．価値がないことができなくても大きな問題とはなりません．しかし，とても価値のあることができない時は，大きな問題が生じます．つまり，価値の程度によって，できないという障害をどのように経験するかが決まります．

唐突ですが，今私が泳げなくなったとしても，その問題は大きくありません．しかし，水泳の選手が泳げなくなったとしたら，一大事です．つまり泳ぐことは私にとってはそれほど大きな価値ではないということです．

今日お手玉をつかめなかったという経験は，患者さんにとってはどのような障害の経験となっているのでしょうか．とても悔しい思いをしたのでしょうか．あるいはそうでもないのでしょうか．そして明日のお手玉をつかむという訓練にどれだけの動機が作動するでしょうか．この価値を考慮することは，作業を上手に使うために重要です．

先日，臨床でこんな経験をしました．その方は「自宅の2階に行けない」としきりに語ってきました．2階に何があるのでしょうか．よくよく話を聞くと，その方は大学の先生をされていた方で，自宅2階はご自身の書斎があるそうです．その書斎はその方にとっては，これまでのご自身の

存在を示す空間であり，書き物をしたり，思いにふけったり，その空間で過ごす時間が心地よいということでした．ですから，「2階にあるものを1階に下ろしてはどうですか」なんていう単純な話ではないわけです．自宅の2階という空間に行くことはその方にとっては特別な意味を持っていたわけです．

　個人の価値とはさまざまな形で示されます．それは作業療法士自身にとってはくだらない，取るに足りないことかもしれません．でも作業療法士自身の価値を引き合いに出して，あなたの価値は意味がないなどと否定してしまうのはおかしな話です．まずはその方が大切であると思っている意味をしっかりと受け止めてあげたいですね．

　障害を持つことによって，これまでの価値を変えざるをえないという状況になる場合があります．例えば，これまではご自身がプレーヤーとして存在することに何より意味があったが，これからは後輩の育成という新たな価値を見出していこうと思う…ですとか，子育てを何よりも優先すべきと考えてきたが，これからは自分の楽しみを優先したい，といったように語られます．作業療法士は，クライエントが新たな価値へとご自身で塗り替える瞬間に立ち会うことが多く，それだけに価値という側面に敏感になるべきですね．

▐ 興　味

　興味という言葉は一般的に使われており，それほど難しい概念ではありません．「楽しい」「うれしい」という感情を呼び起こすということです．楽しみの感覚を引き起こす場面は人によってさまざまです．プラモデルを作る時，お友達とお話をしている時，映画を見ている時，食事を作っている時など，その作業の種類は人それぞれです．

　私たちはあるきっかけで作業を経験します．その経験が解釈され，予想

され，選択されるという循環に乗るわけです．つまり，最初の経験がとても楽しい経験，心地よい経験であったならば，またやってみたいと思うでしょうし，もしつまらない経験であったならば，もうやりたくないと思うかもしれません．その人にとって楽しいと感じる経験を上手に提供できると，その人が勝手に作業を継続するかもしれません．

　私は楽器が好きです．特にギターが好きです．それもギターをピカピカに磨くのが好きなんです．仕事を終えて家に帰り，今日も頑張ったなぁと余韻に浸っている時，ふとギターが目につきます．弦を外し，ギタークロスで埃をふき取ります．指板には専用オイルを，ボディーにも専用ポリッシュを使用してきれいに仕上げていきます．最後に新しい弦を張り，磨きあがったギターをライトにかざしてニンマリとする．いとおかしです．自宅には 12 台のアコースティックギター，2 台のクラシックギター，2 台のエレキギター，日替わりで磨くには十分なくらいギターがあります．その中でもお気に入りの 1 台，K-yairi のショートギターを妻が職場で使っていました．先日，K-yairi のギターはある？　と妻に聞いたら「あげちゃった…」といっていました．まぁ楽しみというものはそういうものです．妻にとっては 12 台の中の 1 台ですから．興味というのは本当に個別のものであり，誰にも理解されない楽しみというのがあることを，身をもって経験しました．いいんです．私も大人ですから．Takamine のギターを買いたいなぁと思う今日この頃です．

　そういえば，人間作業モデルは Mary Reilly 先生の作業行動理論を現代化したものであると聞いたことがありますでしょうか．Mary Reilly 著『遊びと探索学習』（山田孝訳）という書籍の最後に，訳者の山田孝先生が解説を加えています（p. 393-402）．その中で作業療法が人をどのように見るかというと，「達成する人間」という捉え方であると示されています．つまり「何か達成することを求める存在」という意味でしょうか．そして作業に取り組むことを通して競争と協力，興味，能力，技術，習慣と

いった達成に必要な能力を獲得していきます．さらにこれらの能力を獲得する行動を促進し強化するものが遊びと労働であるとしています．遊びは労働に先行する準備となります．そこで遊びと労働は同じ連続線上にあり，それを作業行動と名づけたとしています．子どもは，この楽しいという感情に埋め尽くされているたくさんの遊びに取り組むことで，社会的存在となるための準備をしていると考えられます．つまり遊びからたくさんの能力を学び，獲得していると考えられます．そうですよね．子どもは正直で，楽しいことはやり続けますし，嫌なことは見向きもしないですから．

　「好きこそ物の上手なれ」．これは，どのようなことであっても，好きでやっていることは一生懸命取り組むし，熱心に努力するので上達するでしょう，という意味です．ということはMOHO的には，楽しいと思える作業を提案し，させることで，本人は勝手にやれるようになる，ということですね．たまに下手の横好きという方もいます．決して聞いていて心地よい歌ではないけれど，マイクを片手に1時間歌い続けて，満足そうに立ち去る方…これはこれでいいじゃないですか．その方は，よほど楽しい時間を過ごしているのです．

　さて，個人が持ち合わせている作業への動機を意味する「意志」．これを構成する個人的原因帰属，価値そして興味について説明をしてきました．これまでの内容を読んでいる中で感じられた方がいるかもしれませんが，なぜその作業をするのか，あるいはしないのかという動機については，常に個人的原因帰属だけが，あるいは価値だけが，同様に興味だけが単独で影響しているわけではないということがいえます．

　昔，体育大学時代の先輩から電話がかかってきました．「ヘルパーの講習会で，リハビリテーションの単元の講師をやってくれないか」と依頼されました．私は「お受けいたします」と即答しました．この依頼を受けた

というカラクリは，私がリハビリテーションの仕事をしており，しかも専門学校の教員なので教えることに慣れているから（個人的原因帰属）という理由もあります．教員として，いろんな対象者に授業をする経験は大変貴重であり，そういった経験のチャンスは私にとって意味（価値）があったということもあります．しかし，「お受けします」と即答したカラクリはむしろ，体育大学時代の先輩から電話がきたというところにあります．私が通っていた体育大学では，先輩がいうことは絶対でした．そう対応することが大学生活を無事に送るための前提であるかのように先輩から教えられ，後輩に教えてきました．ですから，「やってくれないか」は依頼ではなく「やれ（指示）」であり，当然私は考えることなく「はい」と答えました（習慣）．悲しい性です…．さまざまな要素が複雑に関係しながら行為に向けて背中を押してくれるということです．後ほど詳しく説明をしますが，「そのようにする」ということはその行為を行う状況，つまり環境が大きく影響します．今の段階では，「そう思っていても（意志），環境によって最終調整することになる」というように理解しておいてください．

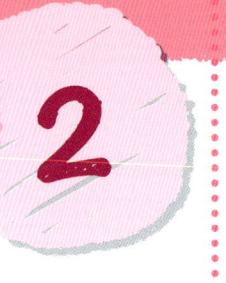

2 習慣化

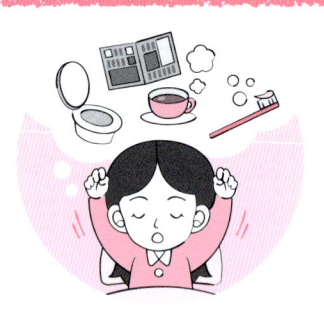

　2つ目の概念は習慣化です．私たちは毎日決めて行うことをいつもどおり行います．いつもと変わらぬ時間の中で，いつもと変わらぬ状況の中で，わざわざ意識することなく行動します．この行動のやり方を習慣化と捉えます．「毎日どのように過ごしていますか？」という問いに対して，朝起きたら，トイレに行って，コーヒーを入れて，新聞を読み，顔を洗って，歯を磨き…と自宅という一定の状況の中では，考えることなく自動的に行動が連鎖します．この自動的に一連のやり方で行うという傾向を習慣化と捉えています．なぜ，私たちは自動的に一連のやり方で行うのかを「習慣」と「役割」によって説明します．以下，詳しく見ていくことにします．

「習慣」という概念

　私たちは，いつも行っている身近に感じている状況の中で，**いつもどおりのやり方**で何かをします．それは，**いつもと変わらない状況**の中で，ある行為を何度も繰り返していると，**そのやり方で当たり前にやるようになる**ということです．

　身近に感じている状況，つまり「慣れ親しんだ状況」と「初めての状況」を思い浮かべてください．この2つの状況では，やり方は同じにはならない…つまりいつもどおりにはできないため，あらためて意識するという状態になることを経験したことがありますか？

　自宅でのあるひと時．「あっ，エスプレッソコーヒーが飲みたいな…」．

　いつもなら，喫茶店に行き，エスプレッソコーヒーを注文します．しかし，今日はなんとエスプレッソコーヒーを作る直火式マキネッタを購入しました．さて，何をどうしたらいいのやら．エスプレッソコーヒーを飲むという作業は同じであっても，そのやり方が一定ではありません．ここまでおしゃれでなくても，コーヒーを飲もうと決めた時，通常はいつものカップといつものインスタントコーヒーを用意して，いつものコンロで，いつも使っているやかんでお湯を沸かし，流れるようにインスタントコーヒーを作ります．ある日，お客さんが来ました．コーヒーを飲もうと決めました．今日はお客さんがいるので，豆を挽いてコーヒーを淹れよう．そうするとコーヒーカップを2つ用意して，2人分のお湯を沸かし，コーヒーミルとペーパーフィルターを用意し，適量の豆を挽き…のように，普段コーヒーを飲むという作業の内容が状況によってまったく異なることがわかります．

　「習慣」という概念は簡単にいい表すと「いつもどおり」という概念です．

　このいつもどおりという習慣を理解するために2つの大切な要素があります．それは時間と物理的環境です．

▌時　間

　私たちの暮らしには時間的区切りがあります．春夏秋冬という1年の区切り，月のはじめや月末という1カ月の区切り，月火水木…といった1週間の区切り，朝昼晩といった1日の区切りです．この区切りに合わせて睡眠や活動のパターンが作られ，食事やトイレのパターンが作られ，学校や仕事と遊びのパターンが作られ，より複雑化していきます．

　私の場合は，大学という場所に勤務しており，4月に新入生を迎え，前

期授業が始まり，7月には前期期末試験があり，8月は学生たちは夏休み，その間に私たち教育職員はさまざまなFD研修が行われ，9月には後期授業が始まり，12月で後期授業が終了し，1月に後期期末試験が行われます．その間，大学業務以外に日本作業療法士協会の仕事や他校での講義，自治会の仕事，あるいは娘の運動会や部活動の吹奏楽部の定期演奏会に行くなど，時間の区切りにさまざまな作業を編み込むことで私の暮らしを形作っています．

　私たちはいちいちこんなことを考えませんが，安定した時間という縦糸のおかげで，その縦糸に編み込むさまざまな作業が美しい模様となり安定します．うるう年があるにせよ，時間は基本的に安定しています．このいつもどおりの時間が流れることにより，ある特定のパターンの行為が作られます．皆さんはセーターを何月まで着ますか？　例えば6月の冷え冷えとした時にセーターを着用しますか？　多くの人は冬だからセーターを着るのであって，春には着ないというパターンができていないでしょうか．中には年中腹巻をする人もいるでしょう．習慣だからですね．そのような中，私は今年も半袖のYシャツをひと冬着用して，冬を乗り切りました．特にたいした意味はないのですが，上着が暖かく，室内も暖かい．通勤は自動車を使用しますので，寒い瞬間がありません．つまり，長袖シャツに変える必要がありません．ですから夏の延長で半袖Yシャツを着用し続け，寒い時はベストを着用するということが習慣となったと思います．きっと他人からすると，どうして冬なのに半袖なの？　と不思議な行為として目に映るでしょうね．でも，私は朝考えることなく自動的にそこにある半袖シャツを着用するんです．

物理的環境

　私たちが暮らしている状況はある規則性を持っていると理解することが

できます．「一定であること」といい換えるとわかりやすいかもしれません．それは例えば，いつもどおりの家があり，いつもどおりの道があり，いつもどおりの歯ブラシがあり，いつもどおりの服があるということです．一定であるということは，このように使っても大丈夫というように，私たちは行う振舞いに対して信頼性を与えてもらえるわけです．つまりいつもどおりの状況であるからこそ，いつもどおりの「振舞い」が成り立つということになります．

　私は札幌市の出身です．冬になるとストーブをつけ，その火は1日中消えることがなく，部屋は暑いくらいで，半袖で過ごすくらいです．冬の間は煙突からは常に煙がぽわぽわと出ていました．年末の大掃除には煙突掃除と障子の張替えは欠かせませんでした．現在は神奈川県に住んでいます．冬になるとこたつや電気ストーブ，電気カーペットを使用します．当たり前ですが煙突がないために，年末の大掃除で煙突掃除をすることはありません．障子を使っている部屋がないので障子の張替えもありません．大掃除という作業を構成する具体的な内容は使用する物理的環境によって大きく影響を受けることになります．

身体に染みついた文化

　私たちが暮らす状況はその地域の文化の影響を大きく受けています．お雑煮を作るという作業はその地域の文化によってその内容が異なります．私の両親は焼いた四角餅をお雑煮に入れていました．ですから私にとってお雑煮は焼いた四角餅が当たり前であり，選択の余地はありませんでした．大学を卒業し，東京へ出てきて，何かのきっかけで丸い餅をお雑煮に入れることを知りました．丸い餅といえばお供え餅のみであり，その当時はお雑煮に小さな丸い餅が使われるということが何をいっているのかわかりませんでした．さらに驚いたのは，以前勤めていた専門学校で教えてい

たある学生が，地元のお雑煮を作ってくれた時のことでした．なんと餡こ
ろ餅がお雑煮の中に入っているんです．目の前に出された時，どう理解し
ていいのかわからないという経験をしました．その学生の地元にとって
は，お雑煮は餡ころ餅入りが当たり前だったのです．知らず知らずに文化
が自分の体に染みこんでいるということです．しかし，それは自分にとっ
てはあまりにも当たり前すぎて，自身で気づくことがないかもしれませ
ん．

　私の奥さんは韓国ドラマが大好きで，よく視聴しています．そのドラマ
の中でインスタントラーメンを食べるシーンを目にします．両手鍋でイン
スタントラーメンを作り，その鍋から直接食べるんです．時々両手鍋のふ
たを皿の代わりに使用して，そこから食べるんです．その食べ方は神奈川
の文化，いや関東の文化，いやいや日本の文化ではお行儀が悪い？　ある
いは横着者の食べ方です．でも，韓国では，普通なんですね．私の奥さん
には，その食べ方がとてもおいしくラーメンを食べているように見えると
のことです．先日，私の奥さんは「両手鍋がほしいな」といってました．
私は奥さんが自宅でインスタントラーメンを作って食べるという行為が，
これからどのようなやり方となるかを，私の最大限の優しさをもって，見
守っていきたいと思う今日この頃です．

一度始まると自動的に行われる行為

　習慣による行動の始まりはその行動が動き続けるきっかけを提供してく
れます．

　鏡の前に立ち，歯ブラシに手を伸ばすと，そのあとの行為は考えること
なく自動的に展開されていくことを経験します．自動的に歯磨き粉をつ
け，口に入れてブラッシングをしながら，同時に口をゆすぐためにコップ
に水を入れたり，そのあと髪を整えるためにブラシを探したり，2つ以上

の行動を同時に行うことを可能にします．これは習慣のなせる業といえます．

習慣は作業遂行にどのように影響するのか

　一度習慣として身につくと，そのやり方を維持しようとします．このやり方で遂行するとうまくいくということを経験すると，同じやり方でやろうとするということです．しかし，一度身についた習慣は常にうまく遂行できることを保証するものではありません．まずはそのやり方でやろうとするので，うまくいかなくてもそのやり方でやろうとするために，結局うまくいかないこともあるわけです．

　病気になってさまざまな状況の変化の中にさらされるクライエントは，これまでの習慣によって必死に作業をしようとするのですが，今までのようにはうまくできないことを経験することになります．例えば，片麻痺により半身がうまく動かなくなったクライエント．今までは何気なく着替えをしていましたが，袖に腕を通すことができず服を着られなくなってしまった…ですとか，いちいち考えることなくトイレに行っていたのが，今は看護師さんを呼んで，車いすに乗せてもらい，トイレまで連れて行ってもらい…のように，これまでとはまったく勝手が違う経験をするなどです．もちろん，クライエントの中には「こんなことに負けてられない」と，麻痺した利き手であっても箸を使用して食べるというこれまでのやり方を死守し，ガッツでやり切る方もいます．その結果，本当に食事を箸で食べられるようになったなど，作業への適応に対して有効に働く側面もあるでしょう．しかし，多くは作業への適応障害を経験することになります．そこで私たちはこれまで身につけてきた習慣的やり方から，今持っている能力によるやり方に再構成し，新しい状況に合わせてできるように，できるだけ早く支援をする必要があります．

役割という概念

　私たちが日々繰り返す行為の中には，私たちが社会的存在であるがゆえに行う行為があります．私たちは何らかの社会集団に所属しています．それは例えば家族であったり，会社であったり，学校という社会集団であったり，居住している地域の一員として所属しているということです．もしかすると運動部に所属している人もいるでしょうし，ボランティアの一員として活動をしている人がいるかもしれません．人はさまざまな社会集団に所属しながら暮らしています．その所属している社会集団から何らかの期待が寄せられます．つまり，この集団に所属しているのであれば，それらしく振る舞ってほしいという期待です．この期待は明言されることもあるでしょうし，暗黙の期待であることもあります．その期待を受け入れたならば，その期待に応えるように行動します．

　所属する社会集団は1人1つということはなく，複数の社会集団に同時に所属していると考えてよいでしょう．ですからそれぞれの集団に対する役割意識を持つことになります．この役割という概念はいい換えると「いろんな顔を持つ」ですとか，「〜らしく振舞う」という表現がわかりやすいと思います．

　例えば，私は今，大学に作業療法学科の教育職員として所属しています．ですから大学では学生に対して授業を行い，相談ごとを聞き，生活指導をするなど，教育職員らしく振る舞います．本学の作業療法学科は1年次に富士吉田キャンパスで学びます．ですから，教育職員である私は横浜から片道100kmの富士吉田と横浜のキャンパスを年中行ったり来たりするわけです．同じ大学内でも，高校訪問，入試業務，オープンキャンパスなどに携わる大学職員としての顔を持っています．自宅に帰ると町内会の組長として組長会に出席したり，回覧板を回したりします．家では家族が待っています．そこには愛する妻がいて娘がいます．そこは当然教育職員

や組長として所属する場所ではありません．夫らしくあるいは父親らしく振舞うことを求められています（そう信じています）．ですから妻の肩や腰を揉んであげたり（？），娘の誕生日を祝ったり，いちご狩りに行ったりすることでその期待に応えるよう振舞うわけです．息子夫婦のところにもうすぐ子どもが生まれます．これから未知の世界である「おじいちゃんとしての役割」を担うことになります．どのような振舞いを期待されているのかわかりませんが，ただひたすらかわいがるのだろうなぁ．人はいろいろな社会集団に所属し，その集団から期待されている役割を担って暮らしています．つまりいろんな顔を持っているということです．なぜその作業をするのかを説明する理由として，この役割はとても重要な切り口になります．

役割は作業遂行にどのように影響するのか

　社会的役割を今までバリバリこなしてきた方が，病気をきっかけに能力の障害を持ち，役割を失ってしまった患者さんを臨床上よく経験します．例えば次のような例が挙げられます．

> ☞ある女性はこれまで主婦として家事や育児を上手にこなしてきましたが，病気で麻痺が生じ，自分の体を支えられなくなりました．その結果，主婦としての役割を十分に担うことができなくなりました．
> ☞ある男性は建築業の会社を経営し，勤労者としての役割に就いていました．しかし，病気をきっかけに，役割を変更せざるをえなくなり，経営は妻に任せて，男性は電話番をするようになりました．
> ☞ある女性は母親の介護をしていましたが，病気をきっかけに自分が介護されなければ何もできない病者としての役割を担うようになりました．

☞ある男性は大腿骨頸部を骨折して手術を受けましたが，伝い歩きができるようになりました．しかし家族が男性の転倒を心配するので，男性は自宅では車いすを使用，身の回りのことも家族が全力で介助しています．つまり男性にできる能力はありますが，介助者である家族が男性を病者としての役割に閉じ込めてしまいました．

このように，役割は作業遂行にさまざまな形で影響を及ぼすことになります．

病院あるいは施設における生活において，重要な役割がそこに生じるということはほとんどなく，どちらかというと，これまで担ってきた役割が入院や入所によって中断するということが多いのではないでしょうか．役割がなくなることによって，自らの存在意義を失うことにもなりかねません．この点を上手に支えることで，一気に作業的存在としての自分を取り戻し，イキイキとした暮らしが始まる可能性があるのです．

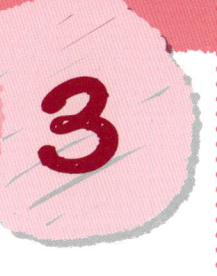

3 遂行能力

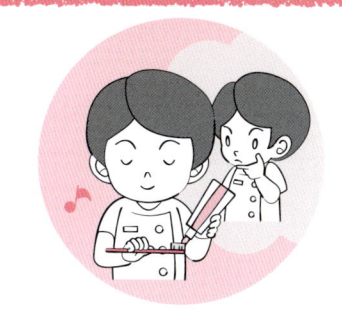

　遂行能力には客観的構成要素と主観的経験という2つの概念が含まれます．それぞれについて見ていきましょう．

身体・精神機能が "客観的構成要素"

　朝起きて，トイレで用を足し，顔を洗って，歯を磨き，新聞を読み，着替えるなど，私たちが何らかの作業を行う場合，身体や精神の機能を利用して，その作業を遂行します．なんだか回りくどい表現ですが，遂行能力を理解するには都合がよいわけです．では，「歯を磨く」という行為を例に考えてみましょう．

　「歯を磨く」という作業はいくつかの小さな作業から成り立っています．
①自分の歯ブラシを見つける
②歯ブラシに手を伸ばす
③歯ブラシをつかむ
④歯磨き粉を見つける
⑤歯ブラシを持ったまま歯磨き粉のフタを開ける
⑥適量のペーストを歯ブラシにつける
⑦歯磨き粉のフタを閉める
⑧歯磨き粉を元の場所に置く
⑨歯ブラシを口の中に入れる
⑩それぞれの歯の位置にブラシが当たるように位置づけて磨く

　このすべての小さな行為のために，身体や精神の機能を総動員します．当然，使用する歯ブラシや歯磨き，口をそそぐためのカップ，あるいは使用する洗面所といった環境に合わせたやり方でそれらの物を操作したり，自分の身体を位置づけたりします．

●身体機能を使う

　例えば歯ブラシを握って保持するために指を曲げたり，筋力を使用したりします．歯磨き粉の小さなフタをつまむために指を曲げたり，フタを開け閉めするために関節可動域を調整したりします．

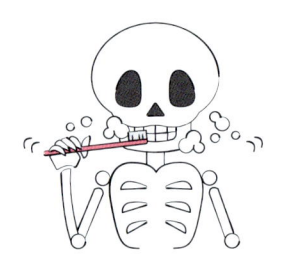

●精神機能を使う

　例えば，歯ブラシが歯にしっかりと当たっている感覚を意識したり，磨き残しがないように注意したりします．

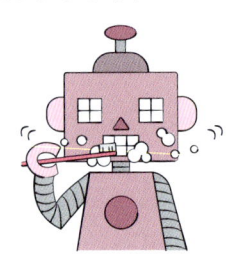

　これらは，検査や測定によって，作業療法士が把握できる情報です．この身体機能や精神機能を個人に備わっている特性と考えると，これらが意志や習慣化と同列に位置する意味が理解できます．あなたはあなた自身の

中に，関節の可動性や筋力，感覚機能，協調性，注意力，計算力，記憶力など，たくさんの機能を持っています．これらの機能を利用して，ある状況の中で，ある作業を遂行しています．この自分の中に備わっている身体や精神の機能のことを「客観的構成要素」といいます．

本人目線の主観的経験

遂行能力を構成するもう1つの概念は主観的経験です．

個人に備わっているある機能を作業療法士の目線で見た情報，つまり検査や測定によって収集された情報は客観的構成要素と捉えることは前述しました．その機能をご本人の目線でどう感じているのか…というのが主観的経験です．例えば，肩関節屈曲の関節可動域が0〜150°である（客観的構成要素）とします．それをご本人は「いつものようによく動くよ（主観的経験）」と感じる場合もあれば，逆に「全然動かないよ（主観的経験）」と感じる場合もあります．

このように作業療法士目線（客観的）では問題ありでも，ご本人目線（主観的）では問題なしであったり問題ありであったりします．ギャップが生じることがあるのですね．これを作業との関係で見てみると，例えば，包丁を研ぐという作業を，いつもどおりに問題なく行える人がいるとしましょう．ある日「今日はうまく研ぐことができない」と感じたとします．この「うまく研げない」という感覚は作業に向いていますが，「肩が動かないんだ」と表現される場合があります．私たちは通常作業に就いている場合，その作業に関して認識することが大半であり，自身の体の状態に気を向けることはありません．ここに主観的経験の重要さがあります．例えば，物干しに洗濯物を干す時，「届かない」という感覚は作業に向いていますが，「肩が上がらない（関節の可動性を意識している，あるいは肩関節屈筋の筋力低下を意識している）」という感覚は自身の身体機能に

向いているわけです．つまり主観的経験は，作業療法士目線の客観的構成要素に対して本人がどのような感覚でいるか，そしてその感覚がどこに向けられているのかを同時に捉えることができます．

　先ほどの包丁研ぎの例は，昔，私が担当した患者さんです．全国のスーパーやデパートを回り，特設会場で包丁を研ぐ仕事をされている方でした．関節可動域，筋力，感覚，協調性など，客観的構成要素は包丁を研ぐには問題がないくらいに改善したのですが，実際に包丁を研ぐと，「まだ，本調子じゃないんだよなぁ．肩の動きが悪いんだよなぁ．砥石が刃にもたれるんだよ」とつぶやいていました．

　さぁ，私たちは客観的構成要素に関する問題が解決したので，もう大丈夫です…と作業療法を終了するのでしょうか？　その人にとって意味ある作業ができるように支援する作業療法士であるがゆえに，作業的存在としての対象者をしっかりと捉え，理解し，対応したいところです．

4 行 為

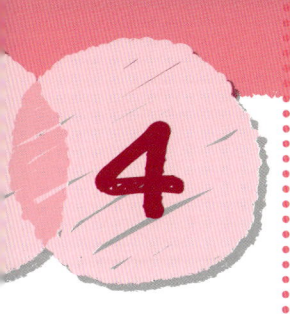

　MOHOでは，個人の内部には作業の遂行に影響する３つの構成要素である意志，習慣化，遂行能力を設定しています．例えば，コックさんは個人の特性として，料理を作るための意志，習慣，遂行能力を備えていますね．

　それら個人の特性がその個人が取り組む「作業」と実際に作業に取り組む「環境（状況）」と交流することによって最終的に出力されるのが「行為」です．コックさん（個人）が台所（環境）で料理を作る（作業）ことにより，「行為」が出力されます．

　MOHOは，この出力された行為を３つのレベルで捉えます．それは「作業参加」，「作業遂行」そして「作業技能」です．コックさんは，コックの仕事に就き（作業参加），朝食セットの目玉焼きを作り（作業遂行），フライパンに手を伸ばしてつかんでいます（作業技能）．

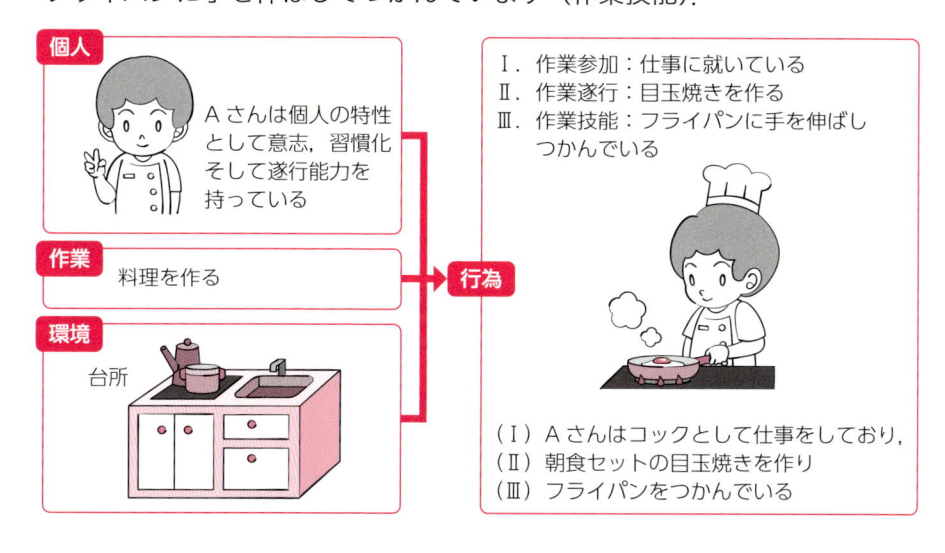

個人
Aさんは個人の特性
として意志，習慣化
そして遂行能力を
持っている

作業　料理を作る

環境　台所

→ **行為**

Ⅰ．作業参加：仕事に就いている
Ⅱ．作業遂行：目玉焼きを作る
Ⅲ．作業技能：フライパンに手を伸ばし
　つかんでいる

（Ⅰ）Aさんはコックとして仕事をしており，
（Ⅱ）朝食セットの目玉焼きを作り
（Ⅲ）フライパンをつかんでいる

▍作業参加

　「作業参加」は出力された行為を一番広い意味で捉えるレベルです．つまり，**「どの種類の作業に取り組んでいるのか」というレベル**です．例えば、作業療法士の「あなたは何をしているのですか？」という質問に対して「コックとして働いています」というレベルです．

作業療法士：「あなたは何をしているのですか？」

クライエント：「コックとして働いています」【作業参加レベル】

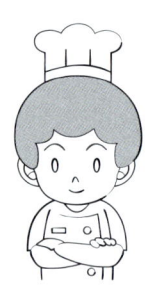

　他にも「犬の散歩（という遊び・余暇活動）をしています」，あるいは「着替え（という日常生活活動）をしています」という具合です．

▍作業遂行

　次のレベルは「作業遂行」のレベルです．これは，**「取り組んでいる作業が具体的にどのような作業なのかを捉えるレベル」**です．例えば，

作業療法士：「そうですか．もう少し詳しく教えてください．コックさんという仕事は具体的にどのようなことをしているのですか？」

クライエント：「朝食を作るために，材料を仕込んで，調理して，盛りつ

ける，ですね」【作業遂行レベル】

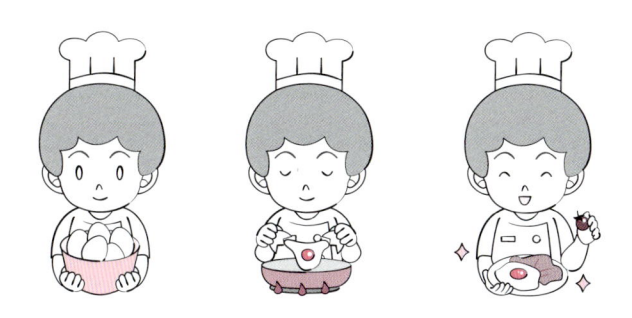

　少しイメージできたでしょうか．作業参加レベルと比べるとより具体的な仕事内容を捉えることができます．この作業遂行のレベルは，「作業のやり方」と表現するとわかりやすいと思います．いい方を変えると「作業形態を行うこと」と説明できます．形態とは作業を行う特定のやり方や意味などを指します．例えば，コックさんは朝食セットの目玉焼きを作るために卵を割る，それを加熱する，盛りつけるという作業形態を行います．作業遂行は作業参加を構成しています．つまり作業参加は複数の作業遂行の内容によって構成されているとみることができます．

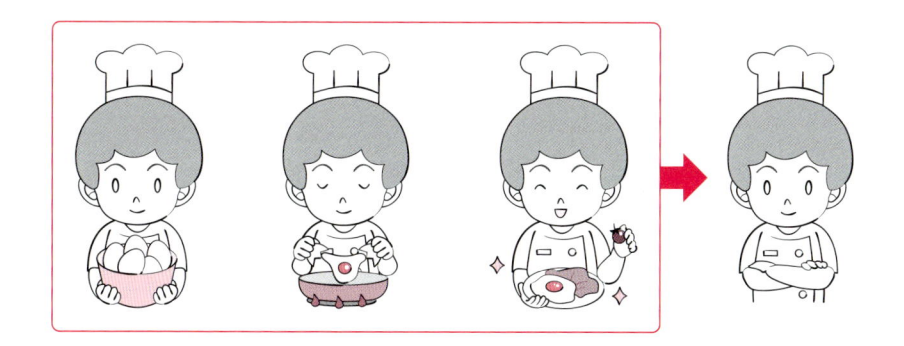

　他にも買い物，散歩，サイクリング，映画鑑賞，料理，園芸など，これらは，ある典型的なやり方を持つ作業遂行（作業形態）です．

作業技能

　さらに作業遂行のレベルを構成しているのが作業技能（技能）のレベルです．ここからが面白いですよ．想像してください．インスタントラーメンを作る時，皆さんはどのように作りますか？　インスタントラーメンは，それを完成させるために必要となる小さな行為群を順次うまく行い，その結果最終的にインスタントラーメンは完成します．わかりにくいですかね．もう少し具体的に説明を続けましょう．

　インスタントラーメンを作るには，道具や材料を準備する．

①インスタントラーメンを探す

②インスタントラーメンを運んでくる

③鍋を探す

④鍋を運んでくる，煮る

⑤鍋に水を入れる

⑥鍋をコンロの上に置く

⑦コンロのスイッチをひねる（入れる）

⑧コンロの火加減を調整する

⑨鍋のお湯が沸いたのを確認する

⑩インスタントラーメンを袋ごと持ち上げる

⑪インスタントラーメンを開ける

⑫袋の中からインスタントラーメンを取り出す

　…

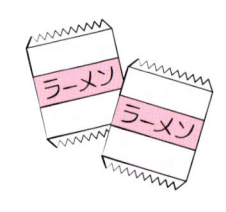
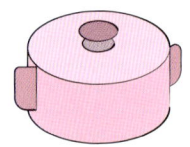
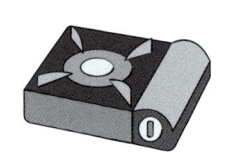

紙面の都合でここまで．

　さて，ここまで示した小さな行為だけでは，インスタントラーメンはもちろん完成しません．もっともっとこの先に小さな行為は連なって続きま

す．何気なく作っているインスタントラーメン作りという課題は，実はとても多くの工程を含んでおり，複雑な行為がそれを成し遂げています．インスタントラーメンを作る…おそるべし！ とりあえず大まかに12個の小さな行為を紹介しましたが，これらの小さな行為すべてがインスタントラーメンを作るという目標に向けて実施されます．目標達成に必要なすべての行為群を目標指向的行為といいます．技能の正体はこの目標指向的行為です．もう少ししっかりと説明しましょう．「インスタントラーメンを作る時」に用いられる，観察ができる目標指向的動作であるといえます．もちろん「インスタントラーメンを作る時」だけの話ではありません．「何かの作業をする時」と置き換えるとよいです．

　この技能には，運動技能，処理技能，そしてコミュニケーションと交流技能があります．

　運動技能とは，自分自身を動かしたり，位置づけたり，課題を遂行する中で扱う対象物を操作したり動かすことを指します．冷蔵庫を開ける時，扉を開けやすいように冷蔵庫に自分の体をちょうどよく位置づけたり，棚の下にあるフライパンを取り出すために，体をかがめたり，コップを持ったり，調味料を取るために調味料に手を伸ばしたりする技能です．

　処理技能は，課題を遂行する時間の中で適切な道具や材料を選んだり，課題を行うために，適切に手順を組み立てたり，使用した道具や材料を元あった場所に片づけたり，あるいは問題が起きた時にうまく対処する技能です．

　コミュニケーションと**交流技能**は，自ら考えていることを伝えたり，交流する相手をしっかり見つめたり，ジェスチャーを用いたり，協力する技能です．

　大切なことは，技能は身体機能や精神機能とはまったく別のものであるということです．機能は人が備えている構造物，例えば感覚，関節の可動性，筋力，協調性，あるいは記憶，計算，注意といった働きのことで，客

観的構成要素という概念です（「遂行能力」p. 33 参照）．しかし**技能は，その客観的構成要素，すなわち身体機能や精神機能を課題遂行に合わせてうまく使う能力**です．

　例えば，手の上でものを固定する能力の場合はどうでしょうか．豆腐を手の上にのせて切る時と，トーストしたパンにバターを塗る時で考えてみましょう．手の上で対象物（豆腐もしくはパン）を固定するという表現だと両者の区別がつきません．しかし，豆腐を手の上で固定するのと，パンを手の上で固定するのとでは，対象物を固定するやり方が異なると思いませんか．あるいは，肉を切る場合と，キュウリを切る場合では対象物の押さえ方が異なるでしょう．つまり，技能は実際の課題との関係の中で用いられる実際的な能力ということになります．

　この能力はさまざまな課題を行う中で，課題がうまく遂行できるよう工夫しながら繰り返すうちに上手（有効な能力）になってきます．

　ジャムの入った瓶を開けてパンに塗りたい．でも私は今左手に麻痺があるために動きません．ということは左手で瓶を握り，固定して開けることはできません．どうしましょう．身体的な機能では対応できませんが，技能という観点からはもちろん可能です．そうです．例えば両ひざの間に瓶を挟み，瓶がうまく動かないように固定して，右手でフタをクルリ．するとフタを開けることができますね．この瓶の挟み具合は，瓶の形状や大きさなどによって異なります．この具体的な対象物の操作を繰り返すことにより，フタを上手に開けられるようになります．ちなみにこれは体の2つの部位を用いて対象物を固定する coordinates という技能です．

　技能は，ある状況の中で課題をうまく実施するための能力です．これは筋力や関節可動域，あるいは注意力などのように人に備わる機能を意味しているわけではありません．**技能は特定の環境の中で発揮される具体的な行為**なのです．前述のインスタントラーメンを作る例で考えてみましょう．極端かもしれませんが，「自宅の台所でガスコンロを使って作る」の

と，「キャンプで河原に行き薪で火を起こして作る」のでは，作る工程が
まったく異なってきます．お湯を沸かす工程では，家の台所の場合は，コ
ンロのスイッチをひねれば火がつきます．しかし，薪となると，まず火を
起こさなければいけません．つまり，火を起こすために行為が必要になり
ます．**課題を行うために必要な能力は，その作業が行われる環境によって
異なるということです．**

　このことは対象者を個別の作業的存在として捉える作業療法士にとっ
て，とても大切な視点になると考えます．患者さんが「ご飯を食べられな
いといけない」といっても，自宅で介助者がいる中で食べるのと，レスト
ランでお友達と食べるのでは必要とする能力が異なるということです．家
ではおにぎりでもいいけど，レストランでは，せめてフォークは使いた
い…といった個人の特性に影響を受けます．そうするとフォークを操る技
能が重要となります．ですから，作業療法にとっては，ADL自立という記
録だけでは役に立たないわけです．ちょっといいすぎですかね．

5 環　境

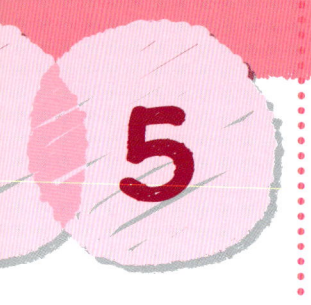
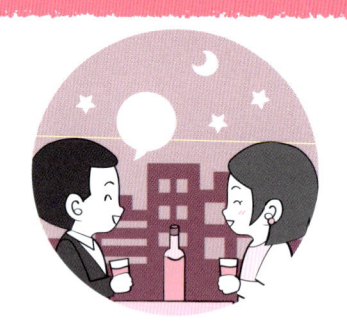

　私たちは何をするにしても，何らかの「文脈」の中で行為をしています．レストランで彼女と２人でフレンチの食事をしたり，駅の立食いそば屋でかけそばを食べたり，自宅で家族と一緒に夕食を食べたりします．これらは，食事という行為の種類でみると同じですが，それぞれの状況との関係で見ると同一のものとみるにはあまりにも無理があります．

　レストランで彼女とフレンチ…の状況を想像すると，空腹だから食物を摂取する行為だとみることはできますが，食べるというよりは，その空間に２人でいることが大きな意味を持つと思います．まずは，あらかじめ席を予約して，ドレスコードをわきまえて，ちょっとだけお洒落をして，美しいピアノの曲が流れる席で，耳元でささやくように話をして，「おいしいね」なんておしゃべりをするのでしょうかね．同じ時間を同じ空間で共有し占有する…まさしくデートという作業は，人と環境とのコラボレーションですよね．

　駅の立食いそば屋でかけそば…どこかへ移動中なのでしょうか，わずかの時間で空腹を満たします．ねぎ抜きで，これから会う人を不快にさせないように配慮します．できるだけ早くエネルギーチャージという状況です．

　自宅で家族と一緒に夕食…一家団欒，家庭円満，和やかな時間，くつろぎの時間，安心の時間，家族と同じ時間を同じ空間で同じ物を食べながら過ごすのが大切なのですかね．今日はどんな楽しいことがあったの？　家族だからできる話題ってありますよね．３種類の食事でしたが，まったく

異なる意味を持つことがわかると思います.

　環境とは何かをする時の文脈のことです. 状況と表現するとわかりやすいでしょう. 環境には物理的, 社会的, 文化的, 経済的などさまざまな状況が含まれます.

　私の妻は電話に出ると, 声が高くなります. 状況に応じているということなのでしょうね. いつも自宅ではお皿を変えるのが面倒なので, 1枚のお皿ですべてのおかずを食べていますが, お店に行くと, 取り皿を持ってきてもらう…など状況により, そこに適した振る舞いをします. つまり, 状況は作業遂行に大きく影響します.

▌ 環境の声が聞こえますか？

　環境は「こうしなさい」とか「こうしちゃダメ」と訴えてきます. 例えば, 椅子は「ここに座れ」と訴えてきます. 机は「ここで書き物をしなさい」と訴えてきます. この声が私たちには聞こえるので, そうするんです. キャッシュディスペンサーにお金を引き出しに行くと, パーテーションポールが置かれています. 人はその誘導に従い整列するんです. パーテーションポールは「ここに並んでください. ここ以外は並んじゃダメ」と訴えているわけです. 環境は行為のやり方に影響を与えるということです.

　昔, 老人病院に勤務していた頃の話です. 入院している方のほとんどが認知症の患者さんでした. 病棟の取り組みとして, 3時になったら, ロビーでお茶を飲みましょうというプログラムを行ったことがあります. 運動機能がおぼつかないので, コップを落としてはいけない, 火傷をしてはいけないと, プラスチックのカップに少し冷ましたお茶を入れていました. 患者さんは立ったまま一口飲み, テーブルの端に置いて行ってしまったり, 家具調の椅子のアームレストにお茶が入ったままのコップを置いた

りします．とにかく危なっかしい飲み方で目が離せない状態でした．しかしある時，ある患者さんが差し入れのお団子を皿からそっと摘み上げ，他方の手を添えて食べている姿を見ました．いつも見ている粗暴な振る舞いではなく，お上品な召し上がり方でした．その時に私は，もしかすると，落ちても割れないカップ，飲んでも熱くないお茶だから「危なっかしい飲み方」をするんだと思い至りました．ということは逆に落としたら割れてしまう，熱々の物を出すとそれなりの飲み方をするのではないか．だからそれなりの食器を使ってそれなりの物を出してみませんかと病棟スタッフ達に提案しました．すると当時の婦長さんが「やりましょう」っていってくれたんですね．まったくの直感です．今考えると環境の操作ということですね．

　病院職員に対し「結婚式の引き出物でもらうようなコーヒーカップで，使ってないものがあれば是非譲ってほしい」とお願いをしました．お茶会をするには十分な数の素敵なコーヒーカップが手に入りました．もちろんソーサー付きです．試しに紅茶を準備して，カップに注いで渡してみました．患者さん達は大切そうに両手でカップ＆ソーサーを操り，カップの取っ手を持つ手の小指が立つんです．まったく右京さん状態ですね．

　環境は人の行為のやり方を規定する…そんな影響を与えます．

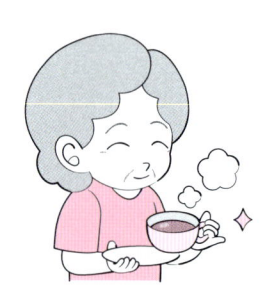

環境の整理

環境を整理すると，物理的環境と社会的環境に大別できます．

物理的環境には空間や対象物が含まれ，自然のものと人工のものに分けられます．

社会的環境は人と作業形態を含みます．

物理的環境

●空　間

作業療法室，理学療法室，病室，廊下，トイレ…すべてが人工の空間です．人工的空間は文化を反映しています．人工的空間が決まるとそこで何をすべきかが決定します．

自然空間は，山，川，森，空など人が作り出したものではない空間です．

●対象物

眼鏡，折り紙，鉛筆，スマートフォンなど人間が設計して作ったものが人工の対象物です．つまりそれを良しとする文化を反映しているといっていいでしょう．

自然の対象物は人間の手が入っていないものです．

あなたの生活空間を見回してみてください．自分自身のお気に入りのものが置いてありませんか？　私たちは，自分の周りを自分らしいもので敷き詰めたがるようです．つまり，その人が身の回りに置いている物をみると，その人となりが読み取れるかもしれません．病室までクライアントをお迎えに行った時，あるいはお部屋まで送った時，何がクライアントを取

り囲んでいるかみてあげてください．もし，私が皆さんのお世話になる時
は，音楽に関連する対象物を病室内に置くことを積極的に許可してくださ
い．例えばアコースティックギターなど….

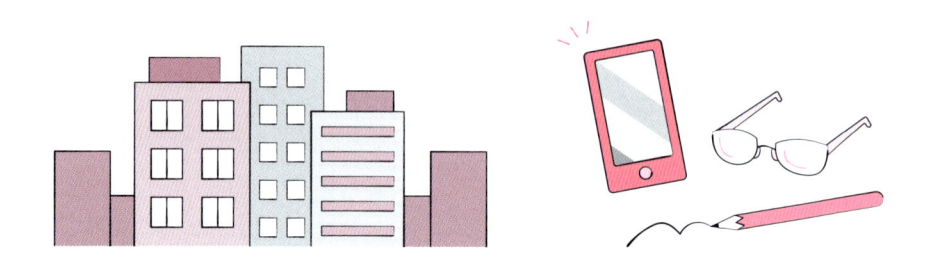

社会的環境

●人

　人は社会の中で暮らしています．人はさまざまな社会集団に所属してい
ます．社会集団はその集団を特徴づける性質を持ちます．人は所属した集
団の特徴に合う行動をとろうとします．また，その集団は人に対して期待
を寄せ，そう振る舞うことを当たり前とする社会的な空間を作ります．だ
から社会的環境なのですね．

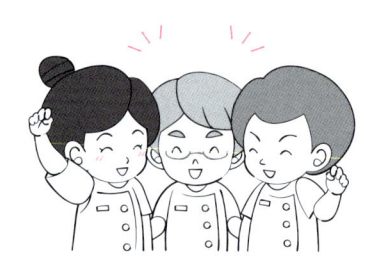

●作業形態

　人がある環境の中である作業形態をやろうとするわけです．作業形態は
特定のやり方を持つものです．ですから，作業形態自体が作業遂行に影響

を及ぼすのは当然のことです．「うちの田舎では祭りがあって，その準備が大変なんだ…」といっても，祭りはいろいろなしきたりに従う多種多様なものがあります．祭りという作業形態に参加するには，その参加する祭りの特有のやり方に従う必要があります．ですから，**同じ名称の作業であっても，そのやり方が同じとは限らないことを知っておきましょう．**

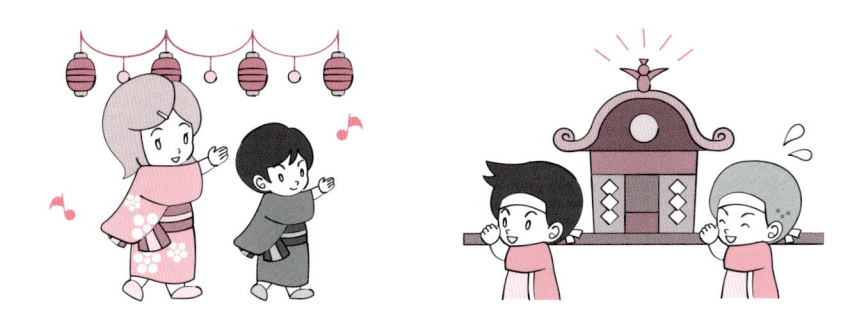

　個人の特性がどのようであっても，最終的に環境が整っていないと作業はできません．私たち作業療法士が，自分の考えに従いチャレンジできるのは，環境を変えることではないでしょうか．設定した環境においてクライエントがどのように適応しようとするのかをみせていただく，あるいは，クライエントができるように環境を工夫することができます．つまり環境を操作する知識と技術を持っていることが大切です．

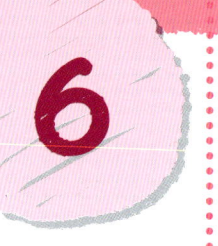

6 作業適応

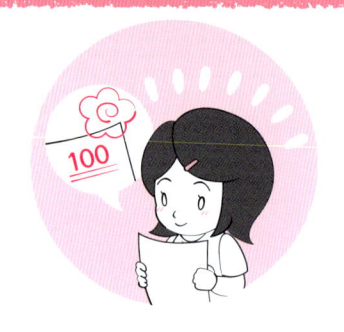

「うまくできた」という状態をその作業に適応した状態と捉えます．「うまくできた」とはどういう状態でしょうか．「作業という課題」を「ある環境（文脈）の中」で「行う」ことによってよい結果を得た状態と考えられます．「行う」のは人であり，人が持ち合わせる意志，習慣化そして遂行という個人が持つ特性が，環境（文脈）にうまく合わせて（適応），ある作業を行うということになります．つまり MOHO は人，環境そして作業の関係を捉えています．

人と作業，そして環境の関係がうまくかみ合った時，「うまくできた」という状態になります．MOHO はこの「うまくできた」という状態を2つの観点から説明します．1つは「作業同一性」，そしてもう1つは「作業有能性」です．

作業同一性：自らが考える作業的存在との一致感覚

作業同一性とは，作業的存在との一致感覚と考えるとよいでしょう．「何をする人なのか？」という質問に「○○です」と答えられること，あるいは「何をする人として存在したいのか？」という問いに対して「○○として」と答えられることです．この作業同一性には，意志や習慣化そして遂行能力といった個人が持ち合わせているさまざまな感情や機能が反映されます．私の場合，「作業療法を教えるよい先生」でありたいという信念を持ち，それがとても重要であり，日々学生に対応し，授業を行い，そ

の授業を振り返り，もっと良い指導ができるよう工夫し，作業療法を教える教員の役割を遂行しています．もちろん100点満点とはいえませんが，私は自分の基準で，作業療法の良い先生として存在できている…という感覚を持っています．ですから，もし私が「あなたは何をする人なのか？」と問われたら，まずは「作業療法を教える先生です！」と答えます．私が考える作業的存在への一致感覚ですね．

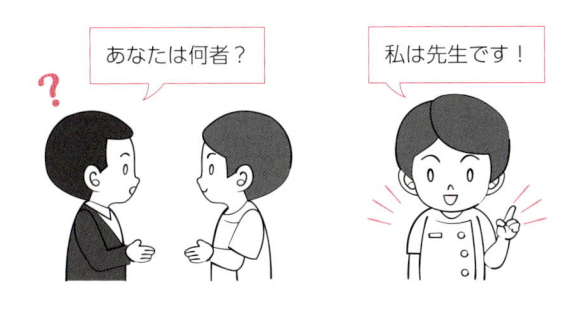

作業有能性：作業的存在としてあり続ける能力の感覚

作業有能性とは，作業的存在としてあり続ける能力の感覚です．「私はこういう作業をする者」という概念が作業同一性ですが，「その作業をうまくできる能力を持っている」という概念が作業有能性です．力があるとか，バランスがよいということではなく，例えば私の場合は作業療法を教える良い先生であり続ける能力です．今のところは，まだ何とかやれる！という感覚を持っています．このやれるというのは，私が考える先生の基準を満たすことができ，それに伴う日々の業務を行えることです．つまり，価値，個人的原因帰属，習慣化そして遂行能力という個人が持ち合わせている感情や機能が環境と作用して「作業療法を教える良い先生」に統合された状態を維持できることを意味します．

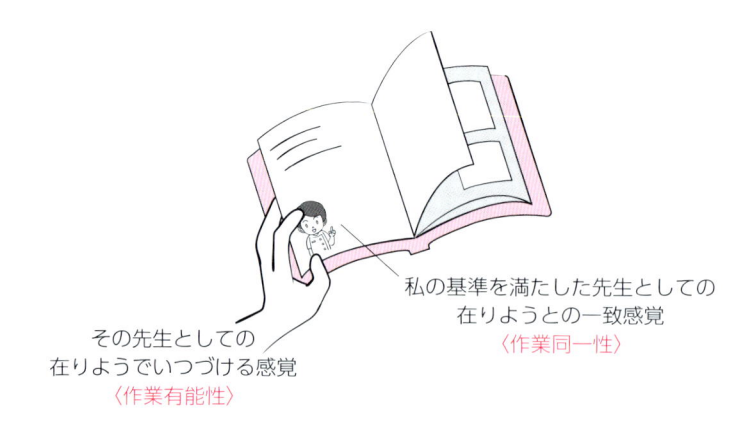

私の基準を満たした先生としての
在りようとの一致感覚
〈作業同一性〉

その先生としての
在りようでいつづける感覚
〈作業有能性〉

作業適応：作業同一性と作業有能性が備わった状態

　私たちは，日々の暮らしの中でさまざまな経験をします．この経験によって自分が求める作業的存在の在りようが形作られます．その在りようとの一致感覚（作業同一性）とその在りようを持続する能力（作業有能性）が備わった状態が作業適応であるということです．

斉藤医師（ブラックジャックによろしく）の研修医としての存在の理解

意　思

個人的原因帰属：指導医の指導のもとではあるが手術を実施することができるという感情

価　値：日本の医療を支える医師になるため、この研修医としてできるさまざまな治療の経験をすることは大切なことである

習慣化

習　慣：日々繰り返される患者さんの治療に取り組むことは当然のこと

役　割：研修医として患者さんの治療に取り組むことは当然の役割である

遂行能力

客観的な構成要素：視力、聴力、筋力、持久力、集中力、判断力といった身体的精神的機能はたぶん整っている

主観的経験：特に身体的精神的機能について違和感を示していることはない

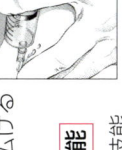

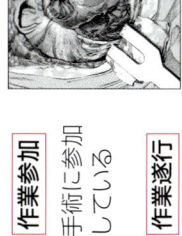
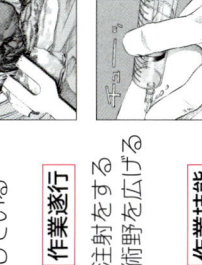
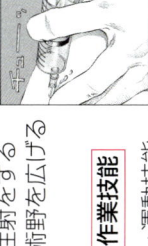

作業参加
手術に参加している

作業遂行
注射をする
術野を広げる

作業技能
→運動技能
　注射器を操作する
　手術に使用するさまざまな器具を操作する
→処理技能
　注射をする手順が正しい
→コミュニケーションと交流技能
　指導医の指示を理解できる

環　境
物理的環境
　手術室、器具
社会的環境
　手術に参加しているスタッフ
　指導医

作業同一性
研修医としての斉藤

作業適応
研修医としてうまく
やっている

作業有能性
研修医としてうまく
やっていける！

第**2**章

「ブラックジャックによろしく」を
人間作業モデルで読み解く

　ここからは，**佐藤秀峰氏の作品「ブラックジャックによろしく　第 1 巻」**を利用させていただき，いくつかの場面を用いて，人間作業モデルの概念を学ぶことにします．

　まずは，第 1 巻をお読みいただき（https://bookstore.yahoo.co.jp/shoshi-184582/），その上で本書に戻り，一緒に読み進めていきましょう．

【注意事項】

　「ブラックジャックによろしく」は佐藤秀峰氏の作品です．私がこれから解釈する内容が佐藤さんの作品，ストーリーやその描写・台詞に対する意図と一致しているかというと，必ずしもそうではないことをご了解ください．

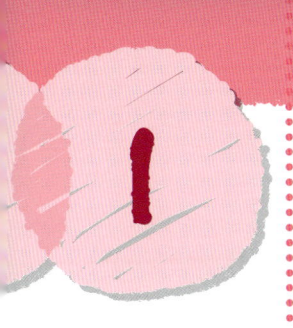

主人公が自らの「役割」を認識する

ブラックジャックによろしく　第 1 巻

 ## 第 1 話「研修医の夜」p. 3〜4

冒頭に

「日本の医療を背負っていくのは君たちです!!」

と永禄大学医学部の卒業式において祝辞が述べられました.

「君たちはその 8 千人のトップの 80 人である」

「日本の医療を背負っていくのは君たちです!!」

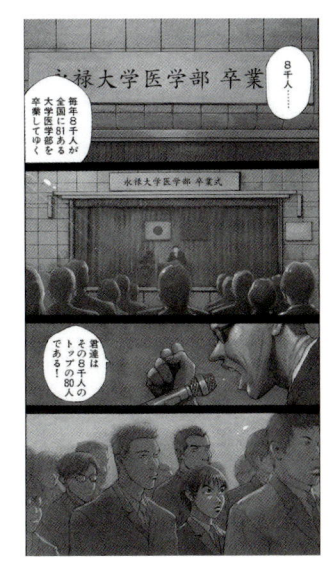

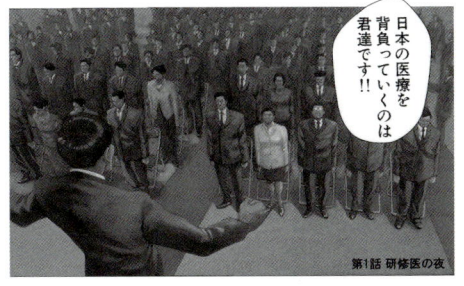

解釈

●**関連キーワード**：習慣化（p. 24），役割（p. 30）

　所属する社会集団から期待され，それを自らの「役割」と認識する時，その期待に応じようとする行動が起きます．その期待の内容は明確に示されることもありますし，そうでないこともあります．永禄大学医学部卒業式における祝辞では，永禄大学という社会集団の代表者から「日本の医療を背負っていくのは君たちです」という言葉が投げかけられました．この言葉の後に，言葉になっていない続きがあるのではないでしょうか．それは『その期待に十分応える行動をしなさい！　そして日本の医療を背負いなさい！』という聞こえないメッセージがあると思います．

　この声にはなっていないメッセージをしっかりと受け取った卒業生は，『やるぞ！』と意気込み，そのように行動するのでしょうね．そうして，それが自分の価値となり，役割として認識されることになるのでしょう．

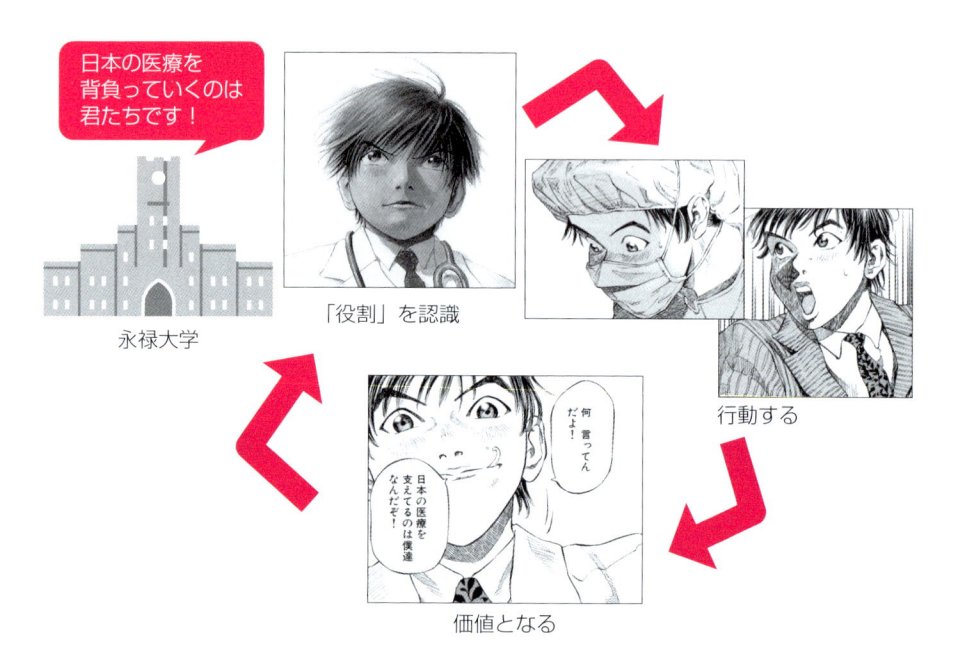

日本の医療を背負っていくのは君たちです！

永禄大学

「役割」を認識

行動する

価値となる

　何か悩んでいたり，不安に思っている時に，ある人の一言がその悩みや

不安を解決してくれたという経験はありませんか？　私が作業療法の教員
という仕事を始めた時，大学時代の先輩と呑みながらあれこれ語っていま
した．われわれには共通の恩師がいます．先輩がその恩師からこんなもの
をもらったんだ…と1枚の紙を見せてくれました．そこには，こう書かれ
ていました．

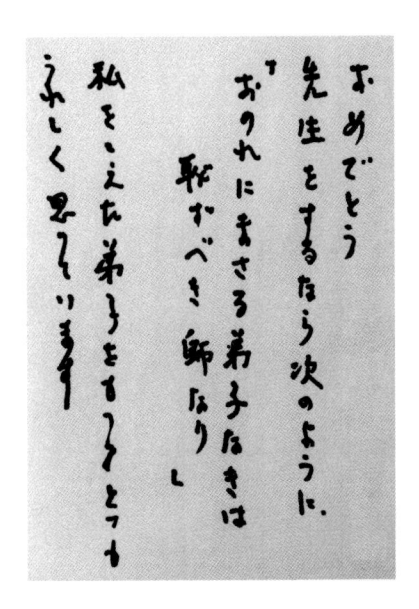

　私は，その言葉に衝撃を受けました．そしてすかさず「先輩，先輩から
この言葉をください」といって，その言葉を先輩からもらいました．妙な
やり取りですね．その言葉は先輩が恩師からもらった言葉なのですが，私
はその言葉を先輩からほしかったんです．
　いまでも，大学の私の部屋の壁にはそのコピーが貼られています．教員
という仕事をする私にとって，この言葉は羅針盤のようなものであり，
時々呪文のように唱えるお経のようなものです．私の教員としての価値の
達成度を測る定規になっています．
　たった1枚の「物理的環境」が私の教員人生を迷わないように導いてく
れます．

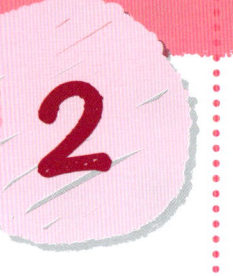

2 「役割」と「価値」が「個人的原因帰属」を強化する

　研修医としての生活が始まり，毎日忙しく過ごしている斉藤．手術室の前での会話です．

第 1 話「研修医の夜」p. 7

出久根：「昨日の朝からもう 24 時間以上ここにいるよ」

斉藤：「オレもさ」

出久根：「教授の実験の手伝いでさ…3 時間しか寝てねぇ…」

斉藤：「じゃあ僕の勝ちだ」「2 時間しか寝てない！」

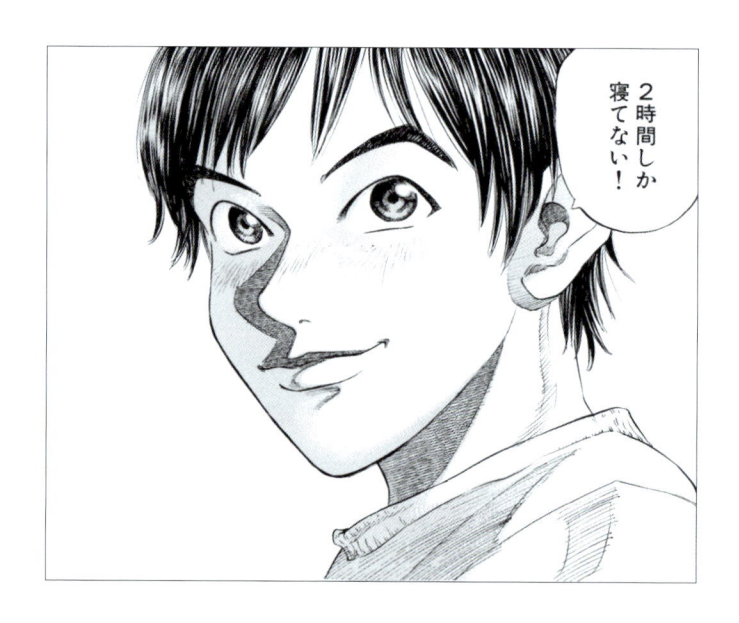

解釈

●**関連キーワード**：意志（p. 14），個人的原因帰属（p. 15），価値（p. 17），役割（p. 30），客観的構成要素（p. 33），主観的経験（p. 35）

出久根は「3時間しか寝てねぇ」という表現で，そのくらい頑張ったぜ！と目力で訴えています．それに対して斉藤はこの「じゃあ僕の勝ちだ」「2時間しか寝てない！」と爽やかな笑顔で応えています．僕のほうが長い時間仕事をしている．あなたより頑張っている．あなたよりやっている．という自信の表れと読み取れます．つまり斉藤は自身の能力を「できる」と認識している（個人的原因帰属）と判断できます．

また，『この2時間しか寝なくてもへっちゃらさ！』といわんばかりの語りの背景には，『僕が日本の医療を背負わなければならない』という役割と『僕が日本の医療を背負う！』という価値が個人的原因帰属を後押ししていると読めます．

斉藤は2時間しか寝ていない当直の翌日でも，教授の手術のアシスタントをしなければなりません．そうした状況では，2時間しか寝てなくとも，「日本の医療を背負うためだから，大丈夫」という主観的経験をしていると思います．しかし，何の予定もない状況では，2時間しか寝ていないので，体調不良…という客観的構成要素による説明になるかもしれません．

3 主人公が「作業技能」を発揮する

第1話「研修医の夜」p. 8〜9

斉藤はまだ不慣れではありつつも，手術中の教授の指示をテキパキとこなしています．

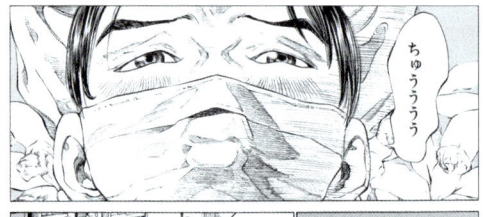

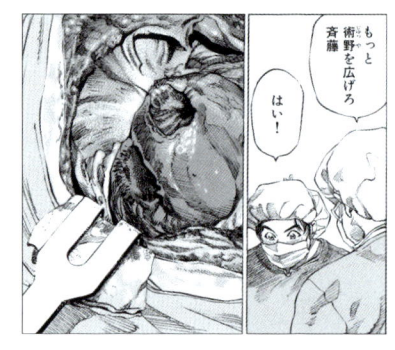

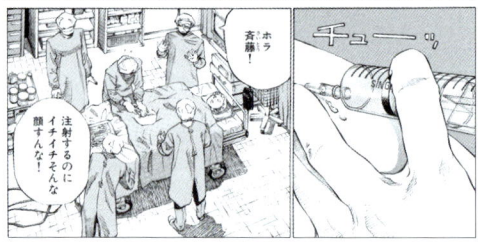

解釈

●**関連キーワード**：客観的構成要素（p. 33），作業技能（p. 40）

斉藤は手術という状況の中で器具を操作したり，自身の体を患者さんや道具に対してうまく位置づけています（運動技能）．問題が起きないように対処し（処理技能），指導医とも交流（コミュニケーションと交流技能）していますね．斉藤は研修医として手術をアシストする技能をうまく

発揮できています．

　それでは，身体機能や精神機能といった客観的構成要素はどうでしょうか？　身体機能は視力，聴力，筋力，持久力，精神機能は集中力，判断力などが挙げられます．これらの機能も整っていると予想できますが，本当に万全の状態かはわからないです．過酷な日課を繰り返す中で，実際より低下している機能があるかもしれません．つまり，機能はよくわかりませんが，技能は発揮されているのです．機能と技能は異なる概念なのです．

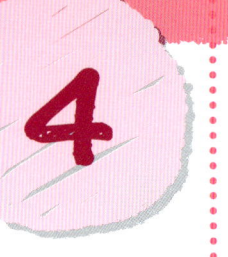

4 主人公が研修医として「作業適応」する

第1話「研修医の夜」p.10

手術が終わって，斉藤と出久根が昼食を食べています．

出久根：「手術の後でうまそうにメシを食ってる自分が嫌だ．なあ斉藤，俺はこのままでは人の心を失くしてしまう」

斉藤：「何言ってんだよ！　日本の医療を支えてるのは僕たちなんだぞ！」

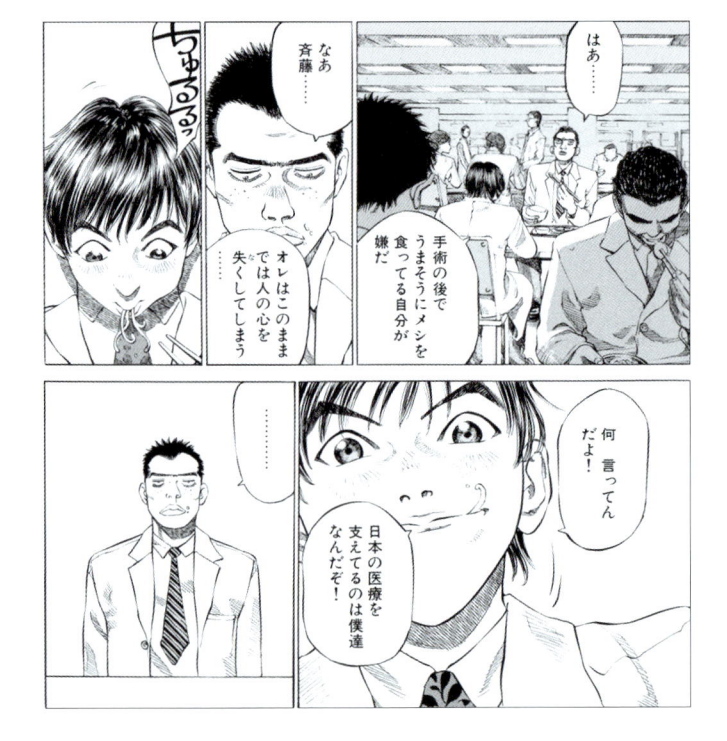

解釈

●**関連キーワード：**作業同一性（p. 50），作業有能性（p. 51），作業適応
　　　　（p. 52）

　おいしそうに麺をすすってますね．この自信に満ち溢れた様子から，日本の医療を支えるという目標に向けて，研修医としての作業同一性が満たされていることがわかります．また，手術を無事に終えて作業有能性も達成できた状態です．つまり研修医として作業適応の状態にあるのです．

5 主人公が大切にする「価値」

▌第 1 話「研修医の夜」p. 12～13

　生活をしていくために誠同病院で当直のアルバイトをすることになった斉藤．院長との顔合わせでのやり取りです．

院長：「斉藤英二郎　25 歳　永禄大学医学部卒　この病院の当直は初めて…と…永大卒か…エリートって奴だな…」
斉藤：「はい！　永大の名に恥じぬよう頑張ります！」

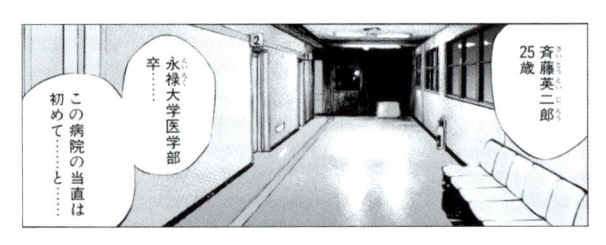

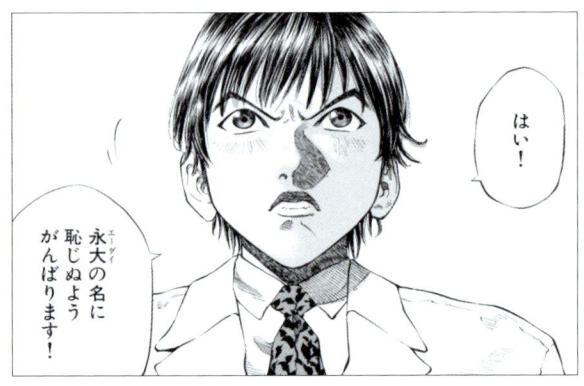

解釈

●**関連キーワード**：価値（p. 17）

　「名に恥じぬ」といういい回しは，名誉や名声に見合った，またはそれ以上の成果を上げるという意味で用いられます．そのようにすることが，私が医師であることの意味であり，使命であり，それが私にはできるという「価値」と「役割」と「個人的原因帰属」の状態であると読み取れます．「名を汚さぬよう」といういい回しは名誉を汚したり，評判を落とすことがないようにという意味で用います．名に恥じぬと同じように読み取れます．斉藤は名誉を重んじ，それを使命とし，私にはそれができるという自信に溢れた状態であると読み取れます．

　また，「（永禄大学の）名に恥じぬよう」といっているわけですから，永禄大学の名を大切に思っているわけで，つまり永禄大学の一員であることに誇り（価値）を持っていると解釈できます．ですから，その仲間たちに迷惑をかけることをしてはいけないという信念（価値）を読み取れます．斉藤にとって永禄大学を卒業していることはステータスなのでしょうね．

6 「価値」に反する現実が「作業同一性」をゆさぶる

▌第 1 話「研修医の夜」p. 27

　嵐のような当直を終え，もらったバイト代は研修医としての月給の 2 倍以上の 8 万円.

　しかし，斉藤はいいます.

斉藤：「受け取っちゃっていいのかな…この 8 万円…」

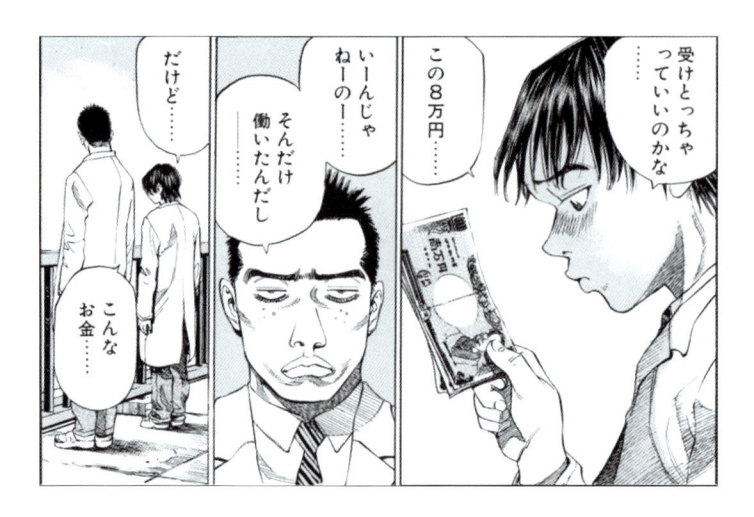

解釈

●**関連キーワード**：価値（p. 17），作業同一性（p. 50）

　一体，何が引っかかるのでしょうか．何が納得いってないのでしょうか．研修医としての給料の 2 倍以上の金額を一晩で得ることができた．し

かし，引っかかっているということですよね．それは，斉藤が目指している医師の在り方に合致していないということです．

牛田医師が，必死に患者の命を救おうとしているのに「結局　金なんだよ…」（p. 25）という一言が効いています．

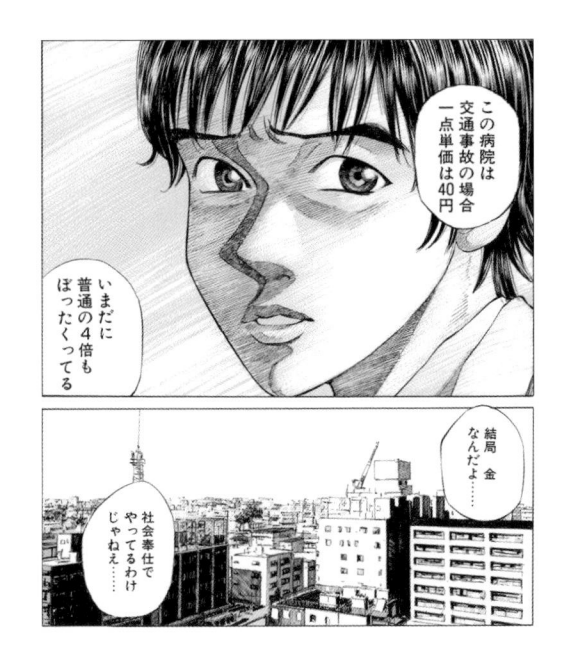

それが斉藤の『価値』に反するんです．「日本の医療を背負う」という崇高な思いに対して何かが違ったんです．

それを代弁してくれているのが牛田医師の「医療は金儲けの道具じゃない」（p. 56）です．

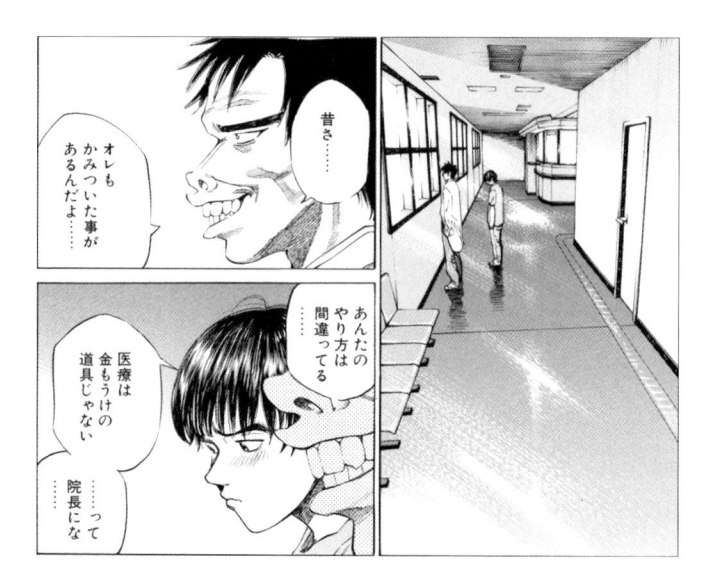

そんな経験をした斉藤はつぶやきます.

斉藤：「医者って一体なんだ…？」(p. 59)

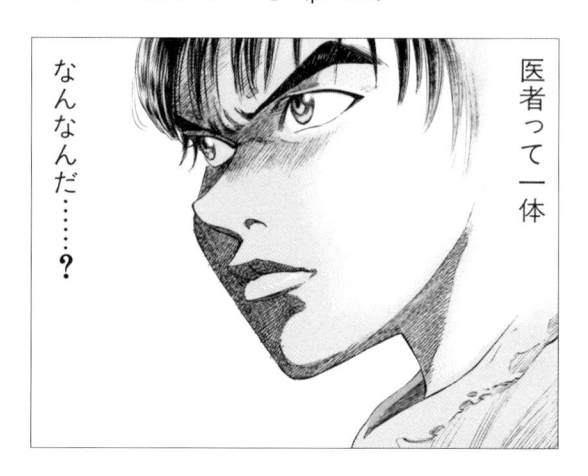

　斉藤は日本の医療を背負う医師になるために研修医として頑張っている．もちろん医者になりたくないといっているわけではない．しかし，少なくとも斉藤が考える医者とは…と定義づけていたことと実際が違っていたのでしょうね．作業同一性の対象であった医師という仕事に対して疑問

を持つくらい衝撃的だったということです．今まで確信してきた（価値を
おいてきた）医師という存在が揺らいだということでもあります．これは
同時に，斉藤が研修医としてあり続ける作業有能性を揺るがし，当然研修
医としての作業適応をも揺るがすことになります．

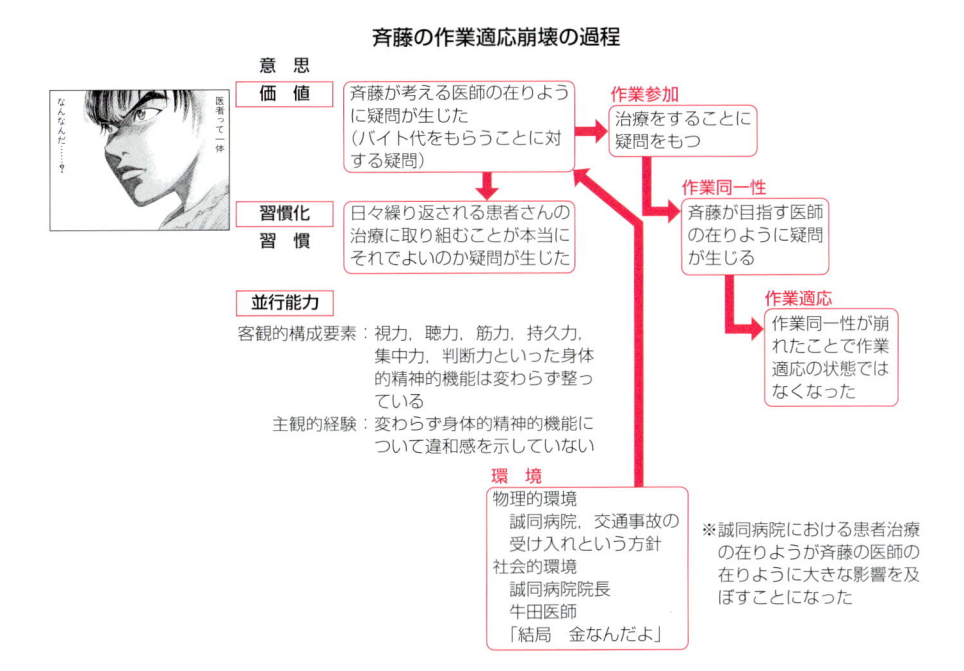

斉藤の作業適応崩壊の過程

7 主人公が「大切にしたい価値」を再解釈する

第 4 話「夏雲」p. 114

　　少しページが進んでしまいますが第 4 話をみてみましょう. 斉藤は金子さんの担当をすることになりました. ある夜, 様態が急変し心停止. 心臓マッサージによって何とか一命を取りとめましたが, 意識が回復する見込みはなくなってしまいました.

指導医の白鳥医師:「どうしてそのまま死なせてやらなかった…?」(p. 114)
それに対して斉藤は何もいえませんでした.

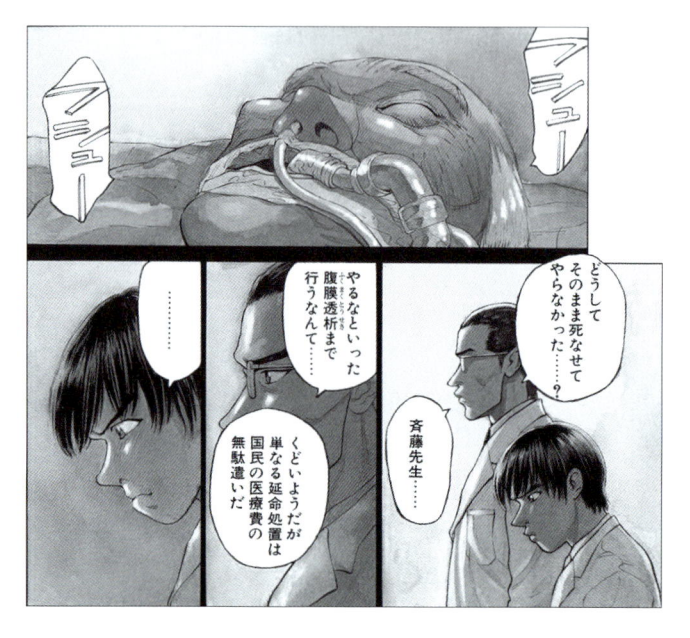

そして白鳥医師は延命処置の中止を家族に告げます.

しかし，ある朝，金子さんのヒゲが伸びているのをみて迷いは吹っ切れます（p. 121）.

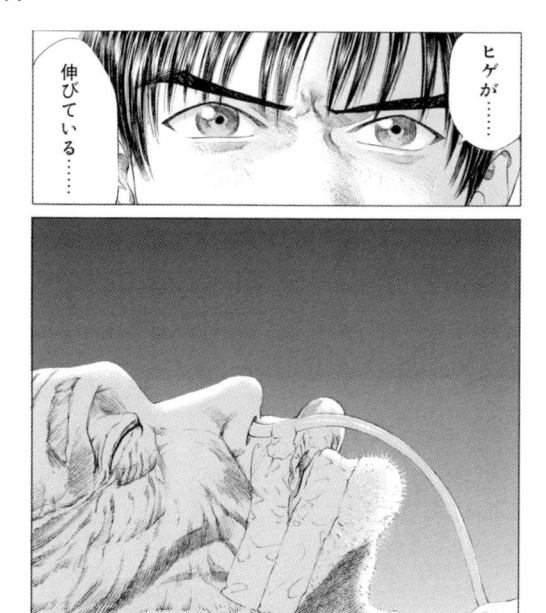

「僕は医者だ…!!」

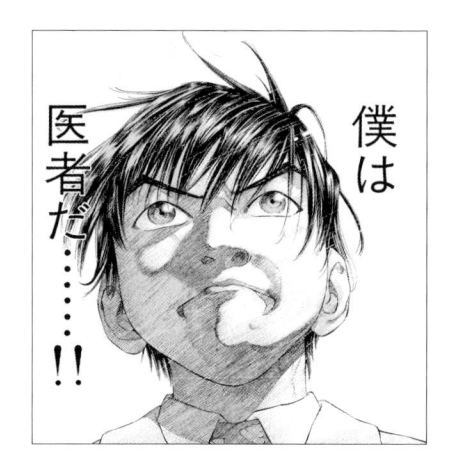

解釈

●**関連キーワード**：価値（p. 17），作業同一性（p. 50），作業適応（p. 52）

　斉藤にとって医師という仕事は聖職であり，ひたすら患者さんの命を救うイメージを持っているのでしょうね．そういう医者を目指して研修医期間を過ごしています．ところが，これまでも斉藤が考える医師の在りようを揺るがす経験をしています．白鳥先生の「どうしてそのまま死なせてやらなかった…」というひと言は，斉藤が目指す医師の在りようを根底から崩してしまいかねないものです．どうしてそのまま死なせてやらなかった…つまり，いい換えると「なぜ治療した？　なぜ命を救った？」ということですからね．

　「僕は医者だ…!!」は斉藤の価値を強力に主張しているところです．この語りを MOHO 的に訳すと，

　「僕は，僕が考える医者（価値を置く仕事をする医者）なのだから，その医者がするべきことをするんだ！」

「僕は"僕が考える医者"を目指す！」

　ということです．丁寧に説明すると面倒ですね．でも，「医者として当然のことをする…」と表現してしまうと，「医者」と表現している言葉に含める個人的な意味づけ内容の違いを主張できなくなります．斉藤が仕事に対する自分の意味づけを認識したがゆえの「僕は医者なんだ!!」というセリフであると解釈したいところです．

　斉藤が目指す医師の概念は，誠同病院の当直で大きな影響を受けました．つまり，お金のために受け入れ患者を選んだり，どんなに重症でも取りあえず手術をするという医療の在り方を目の当たりにして，一瞬，斉藤が考える医師の在りように疑問が生じました（解釈された）．しかし，斉

藤は自分が考える医師としての在りようを再解釈します．もともと斉藤は目の前にいる患者さんを必死に助けるという医師のイメージを持っており，そうすることで日本の医療を担うという大志を抱いています．そのために研修医としてトレーニングを積んできたわけです．しかし，現実には，医療財政の逼迫を理由に，目の前の患者さんの治療を放棄するよう指導を受けてしまいます．医師にはなりたい．そのためには研修医である斉藤は，指導医の指導に従う必要がある．しかし，それは斉藤が目指す医師の在りようではない，その指導には従いたくないと揺らいだわけです．そして，斉藤は金子さんのヒゲが伸びていることに気づきます．

あの誠同病院での当直の夜，院長は斉藤にいいました．

「どうせ死ぬなら腹を開けろ．何もしないよりマシだ」

「お前は医者だ．新人だろうが半人前だろうが，お前は医者なんだ…」

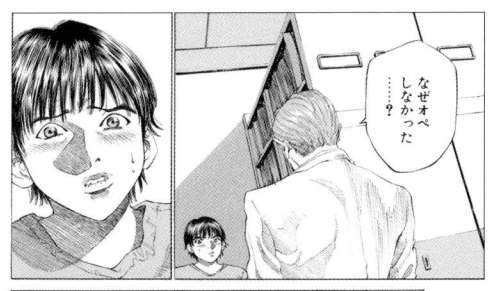

斉藤は目の前の患者さんを救うという医師像を目指すことが一番重要だ（価値）と再解釈をしたのです．この再解釈は新たに価値を形作ります．今回の斉藤の場合，価値が違うものに変化したのではなく，以前から持っていた価値がさらに強固になったといえます．同時に作業

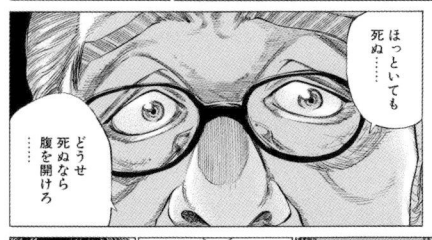

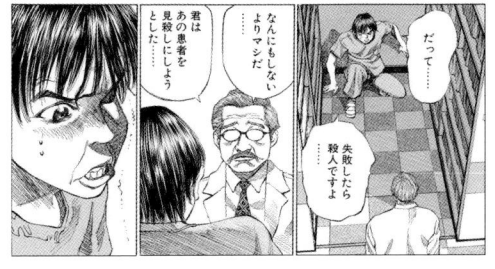

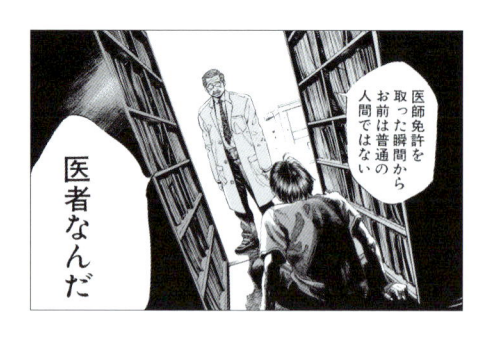

同一性の対象像を再構築します．そして，斉藤が考える医師としての在り
ようへ舵を切らせるきっかけとなりえます．しかし今の段階では，実際の
行為が観察されていないため，作業同一性や作業有能性を達成したかは判
断できません．つまりこの時点で作業適応に至ったかはまだ判断できませ
ん．ここは議論が分かれるところだと思います．個人の思いと環境（例え
ば社会的環境）の思いが一致した方向で合意している状態であれば，作業
適応の状態であるといえます．しかし，自分の思いと一致しない場合，つ
まりもがきながらも自分なりに精一杯やっている状態は作業適応の状態と
いえるのか…，議論を他に移したいところです．

斉藤の作業同一性の対象である医師のイメージの再構築と それに伴う作業適応過程の変化

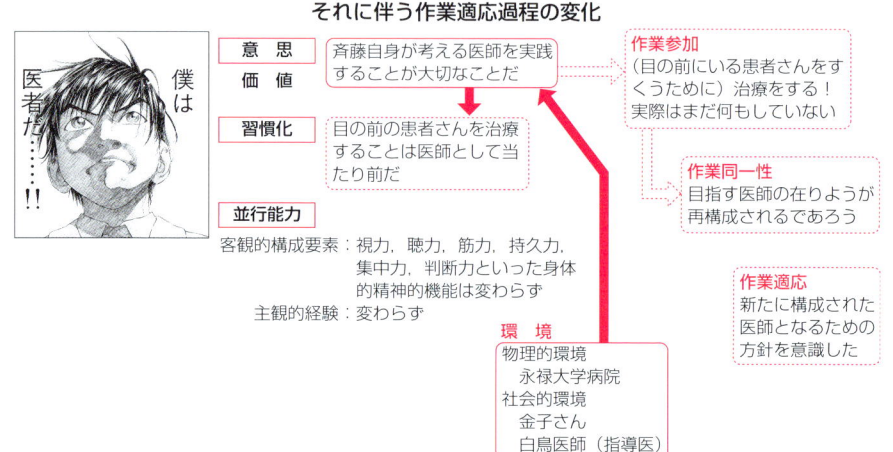

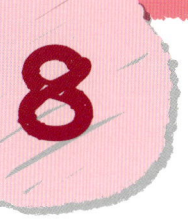

8 ぶつかり合う2つの「価値」と「価値」

第4話「夏雲」p. 125〜127

斉藤は白鳥医師と金子さんの延命処置をめぐって激しい応酬を戦わせます.

斉藤　　：「お願いします．金子さんの延命処置を再開させてください!!」

白鳥医師：「何度言わせる気だ…？　無駄な延命処置は社会悪だ」

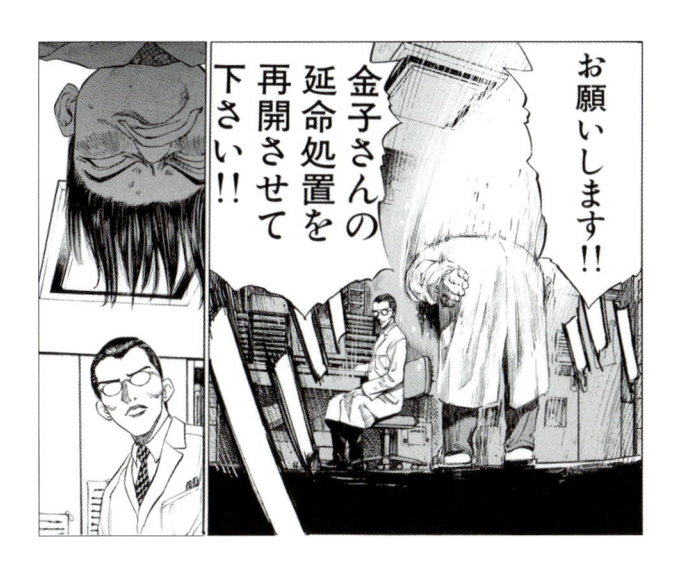

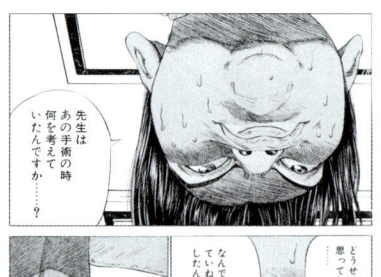
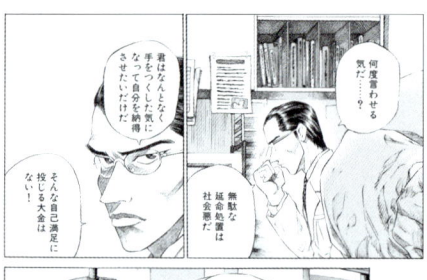
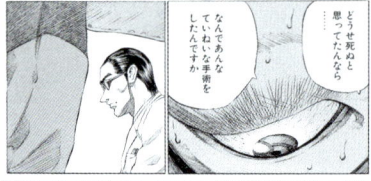
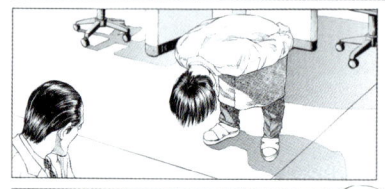
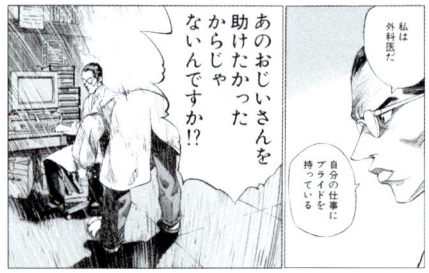
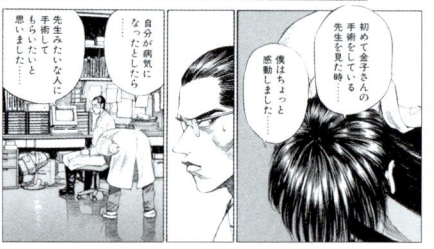

解釈

● **関連キーワード**：意志（p. 14），個人的原因帰属（p. 15），価値（p. 17）

　ここからの２人のやり取りはお互いの「価値」のぶつかり合いであり，強烈なシーンです．斉藤は斉藤なりにこれまでの経験の中から「医師」という仕事に意味を加えています．これは指導医である白鳥医師も同じです．ところが「医師として」という同じ言葉を用いても，その意味（価値）において合致していないのです．つまり斉藤と白鳥医師の考える「医師」の在りようは違っているのです．「延命処置はしない」という白鳥医師の指導を「はい，わかりました」と受け入れるのではなく，「延命処置を継続させてください」と真っ向からぶつかっていきました．斉藤は自分の信念（価値）が明瞭になり，しかもその信念とは異なる白鳥医師の方針に我慢できなかった，すなわち個人的原因帰属として「僕にはできる」と

いう感情がでてきたのでしょうね.

　この価値の葛藤を私たちの仕事に置き換えてみましょう.

　例えば，私たち作業療法士が患者さんに自助具を使うよう勧めたとしても，ご本人は「かっこ悪いから使いたくない」という場合.

　私たちが患者さんに調理訓練を促したとしても，ご本人はそんなことよりもカラオケの練習をしたいと思っている場合.

　あるいは，これまで患者さんの趣味であったレース編みを提案したが，ご本人は「そんなことをして遊んでいる場合じゃない」といい，歩く練習を希望してくる場合.

　私たちの思いとクライエントの思いが対立することを経験します．これらはお互いの価値がぶつかり合っているからです.

　誰かとの間で…ではなく，自分の中で2つの価値のぶつかり合いを経験することがありませんか？　白鳥医師と斉藤のように重たい価値とまでいかなくても，例えば

　「本日公開の映画を観に行きたいけど，その日は以前から楽しみにしていた荷物が自宅に届くので家にいたい…」

　「恩師から食事に誘われたが，その同じ日の同じ時間に，地元の仲良しの友人から久しぶりに会わないかという連絡がきた…」

などのように，どちらも自分にとっては大切であり，その判断に迫られて悩んでしまうことがありますよね.

9 主人公が求める「価値」の達成に邁進する

▎第 4 話「夏雲」p. 130〜131

斉藤：「先生はあの患者さんを助けたくないんですか?!」

「輸血と腹膜透析を再開します」

「あの患者の担当医は僕です!!」

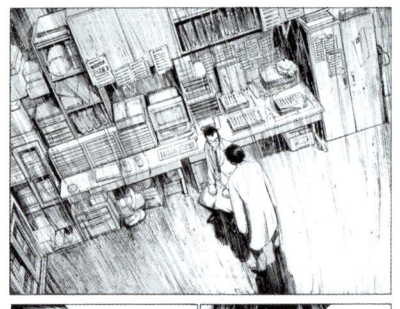

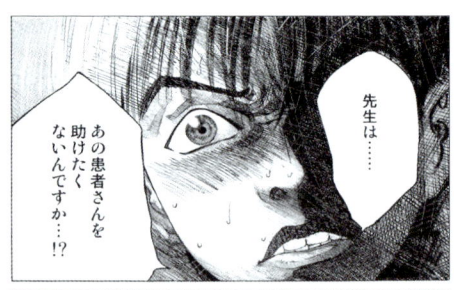

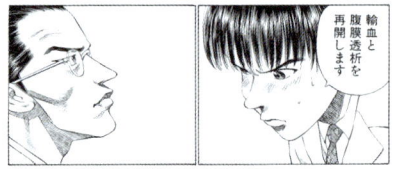

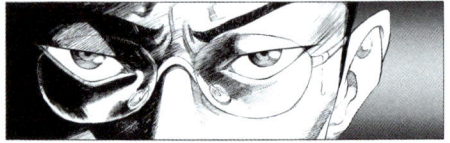

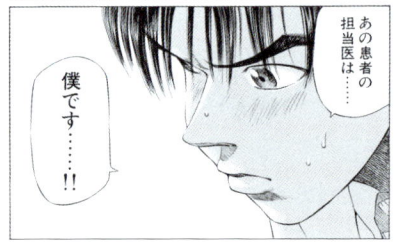

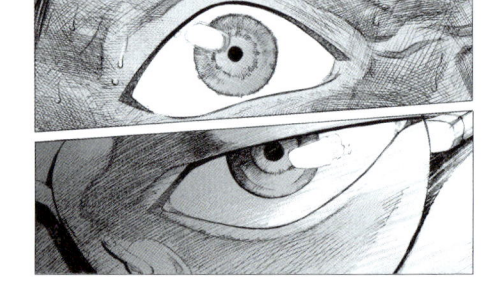

解釈

●**関連キーワード**：価値（p. 17），作業適応（p. 52）

　斉藤は悩んだ挙句，自身の目指す医師となるために，もがくことを選択しました．再解釈されて強固になった価値が，斉藤に行為を選択させ促進しているといえるでしょう．斉藤は指導医の意見に果敢にぶつかっていき，今後医療全体に物申してゆくこととなります．その都度，斉藤は自分自身の中での価値のぶつかり合い，他者との価値のぶつかり合いを経験します．そうして，斉藤の価値はさらに再解釈され磨かれていきます．

　価値のぶつかり合いといえば，この場面を覚えてますか？

　金子さんが亡くなったあと，斉藤は白鳥医師とご家族を見送ります．

ご家族　「じいちゃんは良い死に方をしました……．最期までありがとうございました」（p. 140）

斉藤：（僕はあの患者さんを救えなかった）

白鳥医師：「斉藤先生，君はずっとこんなことを繰り返すのか．この先，今回のような患者にはいくらでも出会うぞ」（p. 141）

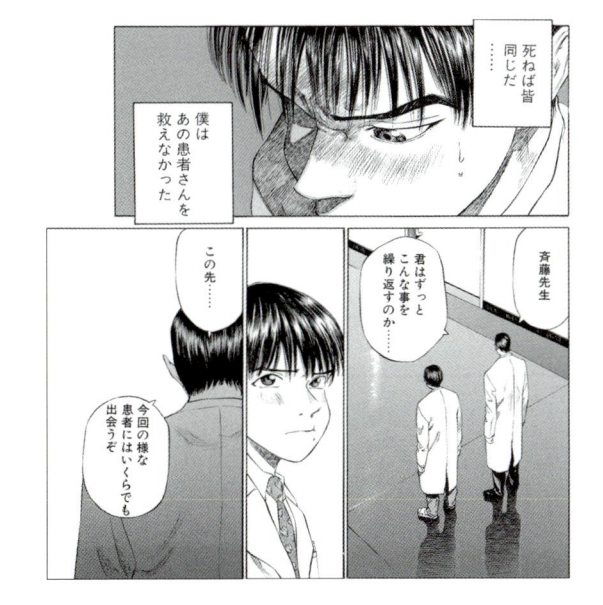

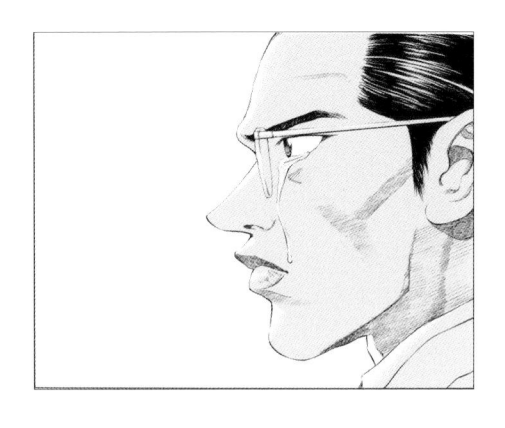

斉藤に問いかける白鳥医師の目を涙がつたっていきます.

　無駄な延命措置を切り捨てる一方で，目の前の患者さんを救えなかったことに涙する．まさに，白鳥医師個人の内部で起こっている2つの価値のぶつかり合いであると考えることができないでしょうか.

　私たちの仕事に置き換えてみましょう.

　例えば，ご自宅に退院する患者さん．この方にとって，近所のスーパーへ買い物に行くことは，生活するうえでどうしても必要なことでした．作業療法士は買い物プログラムを企画し，「一緒に買い物について行ってあげたい」と思っていたとします．けれどもその間，他の患者さんの治療ができなくなってしまう，あるいは診療報酬の請求額が下がってしまう，そのため，買い物のプログラムをするわけにはいかない…．といったように，実際的リーズニング（実際の状況に合わせた判断）において価値のぶつかり合いを経験することがあると思います．苦しいですよね．悔しいですよね．本当はそうしてあげたいのに，諸般の事情により…という理由ですから．こういった価値の対立が起きた場合，どこかに妥協点を見つけて，今の状況の中でできる最高の対応を工夫するしかないですよね．個人と個人の価値のぶつかり合い，あるいは個人の中でも両価性による価値のぶつかり合いで苦労することがありますよね．しかし，この苦労は自分の価値を強力に認識できるチャンスと思えば，その解決に向けてきっと前進できることでしょう.

Column 人間作業モデルで学ぶ永禄大学病院の処世術
場面 A 職場文化に従った「習慣」を身につけるべし

第 5 話 「外科と内科と医局と斉藤」(p. 145) より

永禄大学第一外科医局交流会が熱海温泉で行われました. 春日部教授のあいさつの後に行われた「第一外科医局恒例の白フン胴上げ祭」. あの白鳥先生もさっそうと白フン 1 枚になります…. なぜ, このようなことをしたのでしょうか.

人間作業モデルを理解する上では絶好の場面です. 春日部教授率いる第一外科医局に所属するということは, その社会集団における「しきたり」や「文化」に従った振舞いが期待されます.

白鳥先生:「お前らも脱げ」

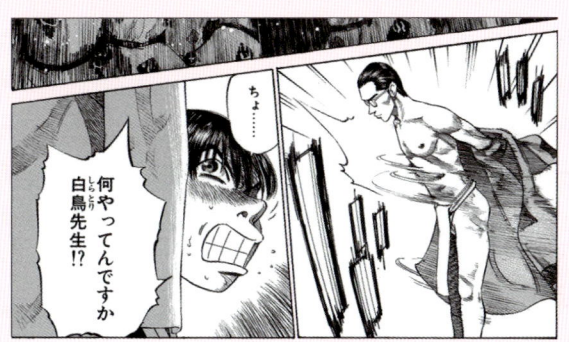

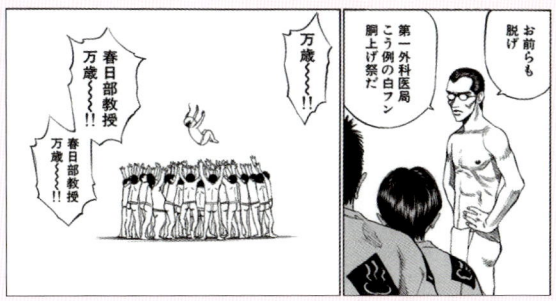

[解釈]

●関連キーワード：習慣化（p. 24），習慣（p. 24），社会的環境（p. 48）

　この一言に対して斉藤は，理由はともあれ，そうすることが第一外科医局に所属するということなんだ，そうすることが当たり前なんだと瞬間的に認識し，白フン胴上げ祭に参加したのでしょうね．これは文化が継承された瞬間であり，白フン胴上げ祭という作業に上手に適応した瞬間であると説明できます．もし斉藤が将来第一外科に入局した場合，今度は斉藤自身がこの白フン胴上げ祭という文化の伝承者になることが考えられます．そうなると斉藤にとって白フン胴上げ祭は斉藤の「習慣」となります．そうすると永禄大学第一外科医局交流会では「自動的」に白いフンドシを準備し，自動的に祭りに就く行為が行われます．

　たくさんのキーワードが出てきました．まとめると，所属する社会集団には独特の「しきたり」や「文化」があり，それに従った振舞いをすることが自明的にあるいは暗黙のうちに期待されることになります．そこに「しきたり」や「文化」の継承が起こります．このしきたりや文化に従い振舞うことで，やがてそれが「習慣」となり，自動的に行われるようになります．そして自身がその文化の継承者となります．「習慣」と「文化」はとても密接な関係にあるということがわかります．

Column　人間作業モデルで学ぶ永禄大学病院の処世術

場面B　「個人的原因帰属」がなくても「役割」から逃げるな

第6話　「最初のウソ」（p. 167–）より

　斉藤の研修の場が第一内科に移りました．指導医は久米医師です．受け持ち患者は宮村さん，38歳男性，狭心症を患っています．

斉藤：「あの…こんな若い医者じゃ患者さんとしても不安かもしれませんが…一応僕が宮村さんの受け持ち医です！」「その…何か困ったことがあったら…僕に何でも言い付けてくださいね」

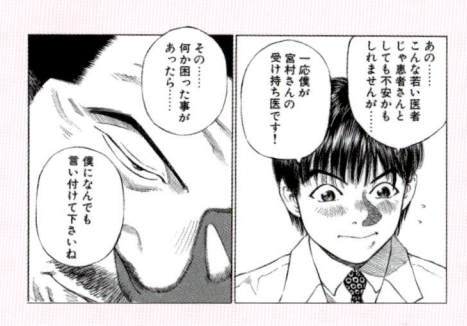

解釈

●**関連キーワード**：個人的原因帰属（p. 15），役割（p. 30）

　斉藤は精一杯自己紹介をしています．でも，言葉の端々に自信のなさが伺えます．「あの…」で始まり，「一応僕が…」．個人的原因帰属の側面からいうと十分な能力を持っておらず，うまく対応できるかどうか自信がありません…という状況がみえみえです．でも，この謙虚で不器用でひたむきな人柄がたまらないですね．「うまくできるかどうかわからないですが，一生懸命にやらせていただきます！それが私の医師としての役割だから」というセリフが私には聞こえます．

場面C　患者さんにとって大切な「価値」と「行為」を常に思え

第7話「"一流"のワナ」（p. 190）より

斉藤は，宮村さんの治療方針を決めるために循環器内科と心臓外科の合同症例検討会議に臨みます．ここで，注目していただきたい場面があります．斉藤が受け持ち患者である宮村さんの紹介のセリフです．

斉藤：「第一内科の斉藤です　症例は宮村和男さん　38歳　酒屋を経営している方です」

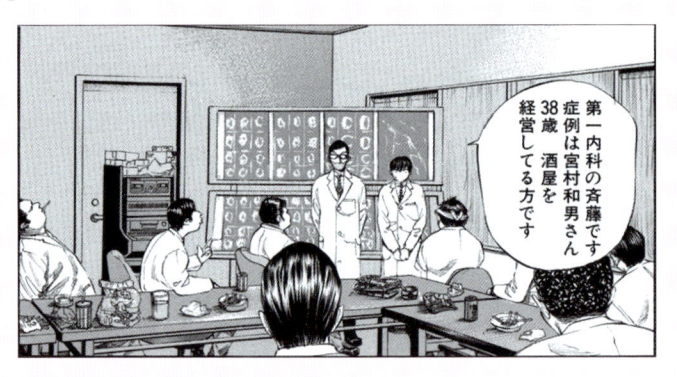

解釈

●**関連キーワード**：行為（p. 37），作業参加（p. 38），作業遂行（p. 38），作業技能（p. 40）

とても印象的な症例紹介の出だしだと思うのは私だけでしょうか．

通常は氏名，年齢のあとは現病歴，状態といった疾患のことを真っ先に紹介すると思うのですが，斉藤は違いました．宮村さんの「仕事」のことを切り出しています．この患者さんが一体どういう社会的背景をお持ちの方で，何をしなければならない方なのか．そのためにどのような治療介入をできるのか考えるのは，作業療法士としては当たり前のことです．この合同症例検討会議での斉藤の第一声は，作業療法士にとっては宮村さんの価値，役割を想像させるものです．そのためにどのような遂行能力や技能を再獲得する必要があるか検討するための最高の切り口であったと考えます．

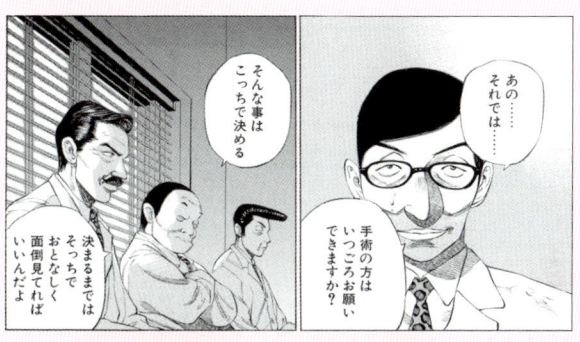

Column 人間作業モデルで学ぶ永禄大学病院の処世術
場面D 「物理的環境」よりも「社会的環境」に注意すべし

第7話「"一流"のワナ」（p. 191）より

　第一内科の久米医師は，宮村さんの手術を心臓外科の藤井教授に依頼します．宮村さんは一刻も早く手術しなければ死んでしまうかもしれません．しかし，藤井教授の返事は冷たいものでした．

久米医師：「それでは，手術の方はいつごろお願いできますか？」

藤井教授：「そんなことは心臓外科で決める．決まるまではそっちでおとなしく面倒見てればいいんだよ」

斉藤（隣の医局は外国より遠い）

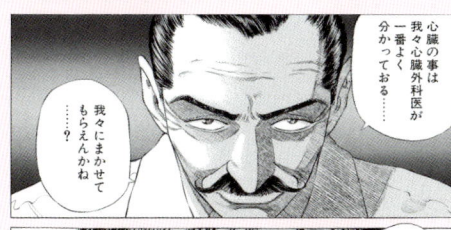

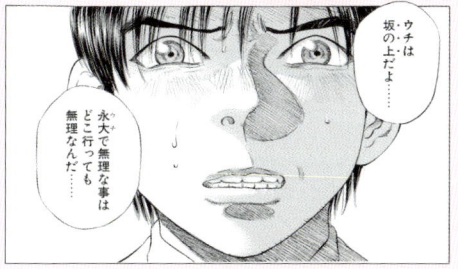

解釈

●関連キーワード：環境（p. 44），物理的環境（p. 47），社会的環境（p. 48）

　同じ大学病院内にある2つの医局．建物あるいは場所と考えると物理的環境です．近接する2つの医局なのに，なぜ外国より遠いのでしょうか．隠喩（メタファー）ですね．この場合，物理的距離が遠いことをいっているわけではありません．単純に「お互いを理解し合えない」ですとか，「話が通じない」「うまくやっていけない」ということですよね．物理的環境である部屋や机や椅子は人工物であり，その文化を反映する傾向にある物です．その「物」が人に歯向かったり指図することはありません．人が杖を使って歩くのであって，杖が人を引きずることはありません．

　環境で厄介なのは社会的環境を構成する人的環境，つまり「人」です．人はそう簡単に自由にできるものではありません．こちらの思いどおりに動かすのは意外と難しい．理解し合えない，話が通じない，そしてうまくやっていけないのは，その人との関係に問題があるということです．

　大きな声ではいえませんが，きっと皆さんの職場でも，人的環境を構成するある個人が調和を乱していることはありませんか？　あるクライエントのおばあちゃんを挟んで，息子は「おばあちゃん（母親）は家で暮らすのが幸せなのだから，家で面倒を見る」と考え，お嫁さんは「どうせ家で面倒を見るのは私なのだから，家で面倒は見切れない．おばあちゃんにとっては施設での生活の方が幸せ」と思っている．なんて事情に遭遇したことはありませんか？　社会的環境，特に人的環境については影響力が大きいですね．

第3章

患者さんを
人間作業モデルで読み解く

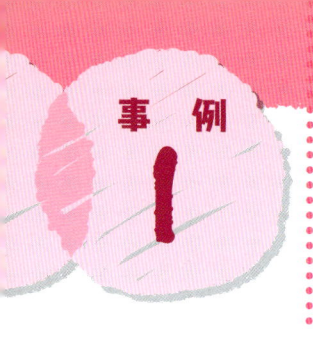

事　例 1

家に閉じこもり，「こんなんじゃ外出できない」と落胆する患者さん

　作業療法士さんがその方のご自宅を訪問した時，その方は車いすに乗っていました．腕や足はほっそりしています．しかし，丸いフレームの眼鏡をかけていて，そのかもしだす雰囲気は非常に知的で…．家の中はきれいに整理され，置物，壁掛けなどがあちらこちらに飾られていました．

　その方は Y さん，45 歳，男性．診断名は ALS です．ADL は奥さんの介助を受けています．

　作業療法士さんは奥さんから Y さんについていろいろと話を聞きました．Y さんは，コンピュータープログラムの仕事をすると同時に会社の社長をしていました．とてもおしゃれが好きで，着るもの，持ち物，飾るものなどすべてにお気に入りのブランドがあり，購入するものはほとんどがこだわりの品だというのです．その買い物のために，よく町のお店に夫婦で通っていたそうです．

　この病気になり，徐々に身体機能が低下してきました．仕事は，最初は無理せず自宅でできる仕事をこなしていましたが，パソコンの操作に時間がかかるようになりました．現在はプログラミングの仕事はせず，相談役として会社に残っています．自宅から出ることが徐々に減少し，今では「外へは出たくない」と訴えるそうです．奥さんはその点が残念でなりません．一番好きだったおしゃれができない状態でいることが，きっと本人にとっては一番つらいのではないかと，奥さんは残念になるのでした．「散歩くらい行く気持ちになるといいのですが…」と話していました．

さて，作業療法士さんは，Yさんの「おしゃれ」に関する情報に着目しました.

現在のYさんはお洒落に価値や興味がなくなってしまったのだろうか.

もうお洒落ができないと思っているのだろうか.

買い物に行くための手段がないというのだろうか.

耐久性など，遂行能力が外出を妨げているのだろうか.

どうしておしゃれを楽しまないのだろう….

作業療法士さんはYさんに聞いてみました.

OTR　：「どうして外へ出ないのですか？　以前は奥さんと一緒におしゃれなお店に買い物にいっていたみたいですね」

Yさん：「だって見てよ．これ．（ハルンバック（集尿器）を指さす）こんなんじゃねぇ」

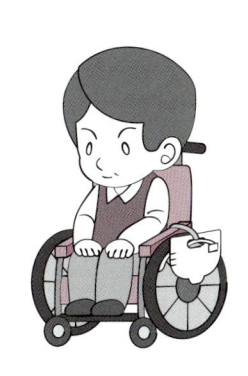

と笑みを浮かべながら話をされました.

▍検討「こんなんじゃねぇ」から何を読み取るか

さぁ，皆さんはもちろん「こんなんじゃねぇ」という言葉に引っ掛かりを感じますよね．おしゃれが好きだったYさん．おしゃれな自分が，自分の尿が丸見えのハルンバックをぶら下げている姿を他人に見られることが許せなかったのでしょう．こんな自分を他人の目にさらすことは，「おしゃれである自分」という存在を脅かすことだったのでしょう．「どうして外へ出ないのですか？」という質問に「こんなんじゃねぇ」と答えています．きっとYさんは，まだお洒落に興味を持っているのでしょうね．つまり，「こんなんじゃなければ行くんだけどね…」と読み取れます．Yさ

んにとって「外出すること」と「おしゃれをすること」は切り離せないことなんですね．しかしそんな自分を脅かす機会となる外出はこの上ない苦痛だったのでしょう．「だって見てよ．これ」と明らかにハルンバックを気にかけています．そして「こんなんじゃねぇ…」と肩を落として落胆している様子が伺えます．

　さぁ，どうしましょう．作業療法士さんは，「ハルンバック」と「おしゃれ」を結びつけ，対応できないかを考えました．病気の管理上，ハルンバックを使用しないという選択肢はありません．

OTR 　：「ハルンバックを使っている方は，きっと Y さんと同じ気持ちでいますよね．どうにかできないですかね…」

Y さん：「こんなもの着けて街へ行くなんてねぇ…．せめてもっとおしゃれにできないかね…」

OTR 　：「おしゃれに…ですか？」

Y さん：「例えば…おしゃれな入れ物の中に入れるとか…．車いすの横や後ろにぶら下げていても，ハルンバックだとは一見わからないような…」

OTR 　：「なるほど」

Y さん：「使わなくなったネクタイやシャツの生地を使ってパッチワークのように継ぎ合わせて，袋を作るとか…」

　この瞬間，Y さんの表情が一変しました．奥さんに自分が以前使っていたネクタイやシャツを持ってこさせ，テーブルに並べさせます．Y さんはネクタイやシャツにまつわる思い出話をしながら，「これとこれを合わせて…」と奥さんと楽しそうに袋を作る計画を立て始めました．

OTR 　：「すごくいいアイデアですね．でき上がりが楽しみですね．また，来ますので，でき上がったら見せてくださいね」

翌週，再び訪問するととっってもお洒落な鞄ができ上がっていました．もちろん中身はハルンバックですが，その横にもポケットがあり，小物を入れられるようになっているんです．一見ハルンバックがそこにあるようには見えません．Y さんがデザインを考え，製作は奥さん…．お 2 人の力作です．

実は，このかばんが完成したとき，お 2 人で近所までお散歩に行ったそうです．よほどうれしかったのですね．家中の洋服やスカーフ，ネクタイなどを引っ張り出し，第 2 弾を作る計画をしているそうです．それは，同じ状況の仲間からの頼まれごとだとか….

解釈　悩みを共有して協業する

Y さんのひらめき（価値・興味）によって，おしゃれである自分を取り戻すことができました．もちろん Y さんの奥さんの存在と協力（社会的環境），Y さんを取り囲んでいた物（物理的環境）が Y さんという存在をうまく紡ぎ出した（作業適応）のでしょうね．

この時，作業療法士さんは何もしてないのでしょうか？　いえいえ，とんでもありません．ADL は介助を受けながらもうまく維持できています．仕事もそれなりのかかわりを持っています．しかし，遊び・余暇の時間をうまく過ごせていない．そこを奥さんはとても気にしており，気晴らしをしてもらいたいと思っていたのでした．作業療法士さんはそこにしっかりと着目しています．
ここで，「どうしたらいいだろう…．何をしたらいいのだろう」と多くの作業療法士さんは悩むのではないでしょうか．しかしこの作業療法士さんは，その思いを Y さんと共有し，協業しました．そのことによって Y さ

んと奥さんは自ら意味のある作業への取り組みを始めました．作業療法士
さんは，とても大きな目立たない仕事をし，大きな成果を得たといえます．

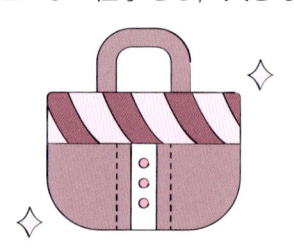

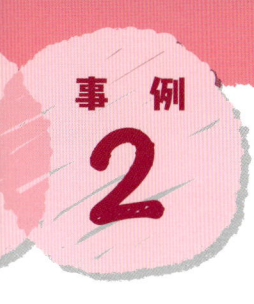

いつもぼんやり，「何もすることがない」と無気力な患者さん

　作業療法士さんがその方の病室に行くと不在．病棟ホールに探しに行くと，その方は椅子に腰かけてテレビを見るでもなくぼんやりと眺めていました．作業療法士さんが挨拶をすると，その方は笑顔で応えてくれました．First contact は良好です．

OTR　：「経過はいかがですか」

患者さん：「自宅で掃除機をかけていたら，急に具合が悪くなり，その場に座り込んじゃったの．携帯電話で夫に連絡を取ると，夫はすぐに帰って来てくれて，そのまま病院へ連れて行ってくれました．診察の結果，脳梗塞といわれた．とても驚いた．数日で体の調子はよくなったけど，なんとなく左手がしびれるような違和感が残っているかなぁ」

　その方は，身の回りのことはすべて自立しており，現在は自宅退院に向けてリハビリをしています．理学療法では歩行の耐久性向上を目指した訓練を，作業療法では指先の細かな操作ができるようにつまみや書字の訓練をしていました．

　「何もすることがないので，暇でしょうがない」というＴさん．42歳女性．

▍(検討) 本当に「何もすることがない」のか

　Ｔさんの身体機能的にはほとんど麻痺の影響はなく，表在覚の鈍麻と巧緻動作の不良がありました．作業療法士さんは，Ｔさんに手先を使用した物品操作訓練を実施していましたが，この先どのような訓練を展開するべきか困っていると私に相談してきました．

　私はＴさんに病前の自宅での生活の様子を聞いてみました．

Ｔさん：「家では，主婦です．もうすぐ高校生になる娘がいる．夫はサラリーマンで毎日車で会社に通勤している．娘とは仲良しで，休日は一緒にお買い物に行ったり，お茶をしに行ったりしています．掃除，洗濯，食事の準備など家事を済ませ，空いた時間は，最近はクリスマスに向けてポンポンで作るリースを作っていたの」

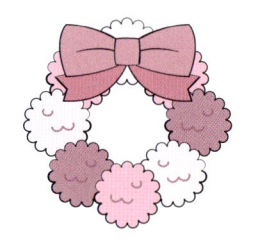

OTR　：「Ｔさんにとって，今やらなければならない大切なことっていうのは何ですか？」

Ｔさん：「え～．なんだろう…．そんな質問初めて．ん～．そうだ思い出しちゃったわよ．リースを完成させないと…．今，時間があるし，リハビリ以外の時間はやることがなくて…．パパに頼んで持ってきてもらおうかしら」

▍(解釈)「大切な作業」は何ですか

　Ｔさんにとって今大切な作業は，クリスマスのための飾りを作ることだったんですね．例えば，「具合の悪いところはありますか？」と聞くと，患者さんはその質問に対して「具合の悪い箇所を自ら探り，報告す

る」のは当たり前です．同様の質問で「痛いところはありませんか？」と聞くと，患者さんは当然体の中で痛いところを探り，回答することになります．病院ですから当然なのですが，入院してからこれまでにされた質問は体の不調を確認する内容が多かったのでしょうね．ですから，Ｔさんは私からの質問も当然体のことを聞いてくると考えていたのでしょう．しかし私が投げかけたのは「あなたの課題は何？」という意味の質問，「やらなければならないことは何？」という質問です．

　Ｔさんは考えたはずです．「何を訓練するかではなく，今，私自身が何をしなければならないか」を…．直前に，入院前の自宅での生活の様子を聞いていたので，この質問のタイミングがよかったです．

　Ｔさんは，夫に頼んで手芸の材料を自宅から持ってきてもらいました．空き時間や作業療法の時間でリース作りを再開することで，1日の時間を作業で占めるように自ら時間の調整を行うようになりました．

　担当作業療法士さんは，Ｔさんのリース作りに寄り添いながら，退院後に向けての心配事を丁寧に聞きだしました．すると，家事に関する項目（役割）がたくさん挙げられました．そこで，「退院のための確認リスト」を作りました．掃除，洗濯，アイロンがけ，お弁当作り…，Ｔさんが入院前に家庭を維持するために行っていた，すぐにでもやらなければならないことのリストです．そしてそれを実際に実施してできるかどうか，どうすればできるかを確認しました．

　Ｔさんは，家のことが気がかりでしょうがなかったのではないでしょうか．でも，病気で入院してしまい，何もしてあげられない自分が悔しかったのではないでしょうか．Ｔさんがリース作りをすることは，入院していてもできる家庭を維持するための役割ではないでしょうか．作業療法士さんは，Ｔさんにその役割を思い出させることで，退院後にやらなければならない家事（役割・価値）を具体的に想定できるようにしむけたわけです．その能力の確認と獲得に向けて，Ｔさんは作業療法士さんと協業しな

がら訓練を展開するようになりました．作業療法士さんの「次は何をすれ
ばよいのか…」，あるいはTさんの「暇で何もすることがない…」という
訴えはなくなり，退院まで大忙しで，とても実り大きい時間を過ごすこと
ができました．

　あらためて，対象者に「何を問いかけるか」は重要なことだと考えま
す．施設の特徴によっては，常に作業について聞くことができるかというと，なかなかそうはできないかもしれません．救急車で搬送され，ルート
やラインが入っている状態の患者さんに，今一番やりたいことは？　と聞
いてもそれどころではないですね．でも，「作業に関するあなたの課題
（価値・興味・役割等に該当するもの）は何ですか？」という意図を持っ
て問いかけることは，患者さんに「患者さん」以外の役割，社会人として
の役割を認識させ，再構成させるよい機会となるのです．

　病気になったから「患者さん」ですが，「患者さん」だからといって，
すべての役割から手を引くことはないのです．急性期の病院だからとか，
ここは回復期病棟だから…と，その施設の特徴を配慮する必要はあります
が，その患者さんがどのような状態なのかに応じて，「隙あらば作業
へ…」を意識しておくことは大切なことです．

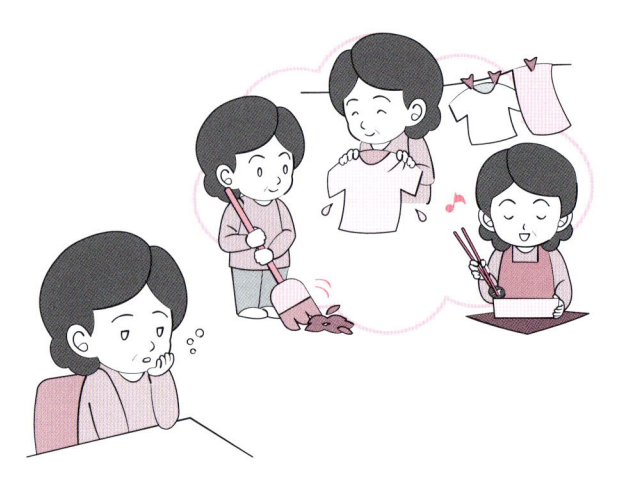

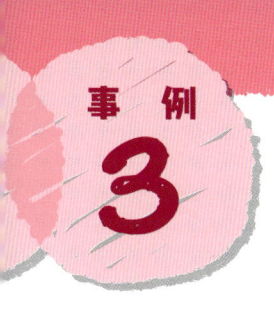

「何もできない」，
でも急にリハ外来に
来なくなった患者さん

　ずいぶん昔のことです．私が作業療法室に入ると，ベッド上に横になり，関節可動域訓練をしている女性が目に入りました．話好きで，世話を焼きたがる社交的な女性という印象でした．女性はひととおり訓練が終わったのか，テーブルのほうに近づいてきました．

　その方はFさん60歳．ギランバレー症候群だとのこと．

Fさん　：「あら，上手ね…この人．私も編み物は好きでずいぶんやっていたのよ．よく針先が見えるわね…．今はもうだめよ．私ね，ギランバレーで半年くらいになるかしら．今は足と手がしびれていて，ここに来るためにバスに乗ってくるけど，大変なのよ．」

　と，勝手に話はじめ，挨拶をする前に，おおよその情報が手に入ってしまいました．

OTR　：「大変ですね．お仕事は？」

Fさん　：「もうね，この年でしょ．してないわよ．それに，手と足がしびれていて，何もできないの．ここのリハビリに来なくてはいけないし，終わったら，買い物に寄ってから帰って，爺さん（夫）がおなかをすかして待っているから，ご飯をすぐ作って…，本当になんだかんだ忙しいのよ」

OTR　：心の声（なんだ，なんでもできているんだ．やりにくいという主観的経験をしているということは理解できる．でも，バスに乗っ

　　　てきて，買い物して，夫の分も食事の準備をして…，生活上の大
　　　半のことはできている人なんだ…．当然 ADL は自立しているだ
　　　ろう）

　しかし，次に私の口から出た言葉は，

OTR　：「つくしって食べられるんですってね!?」
　すると
Ｆさん：「そうよ．先生知らないの？　昔はよく食べたものよ．畔にいっ
　　　　ぱい出ていて，取って歩いたわねぇ．そうだ，今度取りに行きま
　　　　せんか？　近くに公園があるでしょう．あそこにいっぱい出てい
　　　　るの．取ってきたら，料理してあげるから」

　担当の作業療法士ではない私の１週間後の予定があっという間に決めら
れてしまいました．翌週，Ｆさんは私が来るのを待っていました．関節可
動域訓練どころではない様子で，これから遠足に行く子どものように，周
りの患者さんと談笑していました．

Ｆさん：「昔はよく食べたわよね」
周りの患者さん：「そうよね．今どきつくしなんて食べやしないけど」
Ｆさん：「いっぱい取ってきてあげるからね！」

　約束どおり近くの公園につくしを取りに行きました．Ｆさんは私の前を
すたすた歩き，公園の坂をひょいひょいのぼり，腰をかがめて，さっさと
つくしを収穫します．あっという間にビニール袋にいっぱいになりまし
た．作業療法室に持ち帰り，訓練に来ていた患者さんと一緒につくしのは
かまを取ります．Ｆさんはそれをさっさとフライパンで炒めて，みんなに

振る舞ってくれました．

Ｆさん ：「おいしいというか，懐かしいでしょ．昔はよく食べたものよ」

　翌週，Ｆさんは外来には来ていませんでした．何かあったのでしょうか…．さらに1週間，Ｆさんは来ていませんでした．どうやら，この2週間来ていないらしいのです．

▌ (検討) なぜ，外来に来なくなったのか

　その翌週，久しぶりにＦさんがベッド上にいました．
OTR 　：「随分顔を見せませんでしたね．どうしたんですか？」
Ｆさん ：「実家の法事に行ってきたの．久しぶりに兄弟が集まったので，世話が大変よ．それから，旦那と2人でランの花を見に行ってきたの．電車で行ったんだけど，よかったわよ．温泉に入って，2泊してきちゃったわ…」
　延々と話は続きます．

　どうやら，元気だったみたいです．私はＦさんご自身の都合で外来に来ていなかったとわかりほっとしました．

Ｆさん ：「先生とつくし取りに行ったじゃない．ちょうどその前に実家から法事があるので来ない？（家族としての役割）と連絡を受けていたの．でも，こんな体でしょ．行けないわよ（個人的原因帰属）って断っていたの．でも，つくしを採ったら，なんかわからないけど，行けるかもしれない（個人的原因帰属）って思ったの．大変だったのよ．急いで飛行機のチケットを取って（技

能）….帰ってきたら，ちょうどランの展示会（興味）のお誘い
が来て，新幹線の予約を取って，宿をとって（技能），旦那と
行ってきたの．きれいだったわ」

OTR（私）：「そういえば，しびれがあったといってましたが，悪くなって
いませんか？」と聞いてました．

　すると，

Fさん　：「しびれはあるわよ．でも気にしてもしょうがないでしょ．やり
たいことやっておかないと損だしね．そうでしょ!?」

解釈　作業を通して自分の能力を認識した

　十分な情報収集をして，計画して，実施した作業療法介入（といって
も，私が担当作業療法士ではないのですが…）であれば，自信を持ってお
伝えできるのですが，実はそうではありません．Fさんとは3回のお付き
合い．でも，私にとっては，作業の力を見せつけられた印象的な経験で
す．個人的原因帰属が，作業の遂行に大きく影響したと理解できます．個
人的原因帰属は経験の結果，認識されるものです．が，先手を取って作業
を提供することが良い方向にもっていくために有効な場合もあると考えさ
せられました．

　あそこで作業療法士がつくしの話をしたのがポイントでした．．でも，
さっさと別なことに話題を変えて，「私は病気なの…」という変な呪縛か
ら解き放ったほうがよいと作業療法士は考えたのでしょうね．つくし取り
という些細な作業ですが，Fさん自身の能力を確認するには十分な作業と
なったようです．

　Fさんは，またしばらく顔を見せなくなりました．

きっと，忙しいから病院に来る暇はないのだろうなぁ…

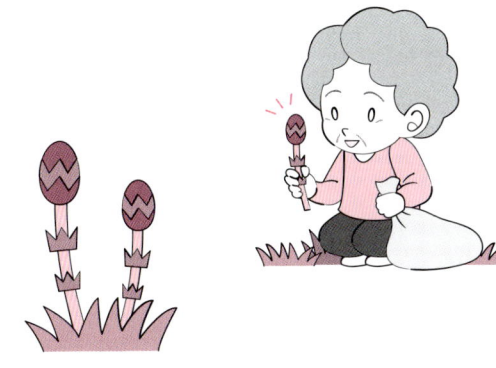

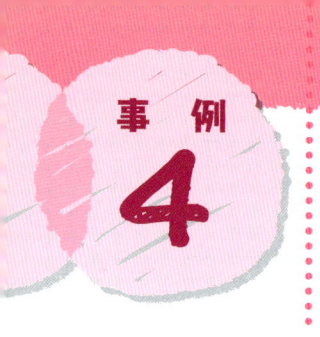

"リハビリ命",
1日の半分を手の訓練で
過ごす患者さん

その方は病気になった時のことを作業療法士さんに話してくれました.

「脳梗塞になった時は驚きました. 朝目が覚めたら起き上がることができず, 妻を呼ぼうとしたけど声がでなかったんです…. でも, おかげさまで何とかここまで回復してきました. 今は週2回ここにきてリハビリをしています. 足はもう大丈夫ですが, 手がまだダメなんです. 今はリハビリに集中して,「リハビリ命」で頑張っています」

手を握ったり開いたり, グー, チョキ, パーをして見せてくれました.

75歳のTさん. 公共交通機関を使用し, 外来で週2回, それぞれ理学療法と作業療法に通い, もうすぐ1年が経過します. 診断は, 脳梗塞後遺症, 右片麻痺. 発症から3年が経過. ブルンストローム・リカバリーステージは上肢Ⅳ, 手指Ⅴ, 下肢Ⅴ. つまり, 全体的に分離した動きを獲得しつつありますがまだ不十分, 特に上肢は拙劣な運動状態であるということです. 感覚障害はなく, 高次脳機能障害もありません. 利き手は右です. 日常生活活動については左手を使用し, 十分な実用性をもって自立しています. 電車関係の仕事を定年まで勤めあげ, 現在, 仕事はしていません.

担当の作業療法士さんは上肢の機能向上を目的に作業療法を実施しています. その見立てについて私に説明してくれました.

「週に2回も外来に通い続けています. 発症から3年経過. 外来に通い出して1年, もうすぐ2年目に入ります. 現在, 上肢の麻痺は残存してい

ます．麻痺側上肢を動かすと，肩甲帯周囲筋の筋緊張が一気に上がり，mobility が減少します．肩甲帯を固定することにより，肩や肘をコントロールしようとしていると考えます．手指もその影響を受け，過剰な努力により協調的な運動ができなくなります．この筋緊張のコントロールが課題と考えています」

▌（検討）作業的存在としての T さんへの接近

　さて，皆さんは T さんに対する作業療法の見立てをどのように考えますか？　神経発達学的アプローチの立場からは，中枢の安定性と末梢の運動性という distribution を十分な知識に基づき検討しています．では，T さんの生活との関係，特に作業的存在としての T さんについてはいかがでしょうか．日常生活には適応しているようです．でも，もう少し情報がほしいですね．ということで，私は担当作業療法士さんにお願いして，T さんの作業療法場面に同席させてもらいました．そして，T さんが 1 日をどのように過ごされているのか聞いてみることにしました．

　T さんの 1 日の過ごし方

OTR 　：「今日は，身体を動かす訓練をしながら，お話を聞かせていただこうと思っています．T さんは 3 年前に脳梗塞になったわけですが，その前はどのような生活をされていたのでしょうか」

T さん：「随分前のことだからねぇ…．どんなっていわれても特にこれといって…」

OTR 　：「趣味でやっていたことはありますか？」

T さん：「そうだねぇ…，旅行は好きで，妻と一緒によく行ったよ．あちこちの温泉に行ったよ」

OTR 　：「温泉が好きなんですか？」

Tさん ：「いや．僕は温泉が目的ではないんです．ほら，昔，電車の仕事をしていたので，電車に乗って移動することが好きなんです．奥さんが温泉好きなので，一石二鳥ですね．」

OTR ：「最近は行きましたか？」

Tさん ：「いや，遊んでいる場合じゃないでしょう．こうなっちゃったからね．」

OTR ：「そうですか？」

Tさん ：「病気になってからは，規則正しく生活するようにしたんです．朝は6時前には目が覚めます．起きたら，水を1杯飲んでから，庭に出ます．20分ほど体操をします．それから町内をゆっくり散歩して，帰ってきたら食事です．午前中はリハビリがある時はここにきていますが，他の日は，手や足の訓練をしています．タオルを使ってテーブルをこすったり，左手で右手の指を伸ばしてテーブルにつき，体重をのせたり，爪楊枝や豆をつまんだり，先生（担当作業療法士）が教えてくれた自主訓練をしています．午後は妻と買い物に行ったり，庭の草を取ったりして過ごします．風呂に入ってから夕食を取り，22時ころには寝ます．僕は，今はすることはないし，妻もリハビリを頑張れといっているので，頑張っています．こうなったら，しばらく自分の体をメンテナンスしようと思っています」

OTR ：「すごいですね．毎日午前中はリハビリの時間ですね．その基礎的な訓練はもちろんいいんですけど，手はいろんな状況で，いろんなものを操作すると使い方が上手になるんですよ．日常の生活はおおよそできているようですね．その中で手を使う機会があるのでは？　きっとそれなりに使っているのではないですか？」

Tさん ：「はい．訓練だと思ってますから，できるだけ右手は使うように意識しています」

OTR　：「そう考えると旅行はとてもよい訓練の機会だと思うんです．普段しない使い方がいろいろとあると思うんです」

T さん：「そうなんですか？　旅行なんて…，遊んでないでリハビリをやらないとだめだと思って…」

OTR　：「遊びの中にもたくさん手を使うことはありますからね．それから奥さん孝行することも T さんにとっては大切なのではないですか？」

T さん：「そうです．早くよくならないと，奥さんには苦労させたから…」

OTR　：「今度，奥さんと 2 人で日帰り旅行にでも行ってみてはいかがですか？」

T さん：「そうか…先生（担当作業療法士）がいうなら行ってみてもいいかもしれないなぁ．今なら箱根がいいかな…近いしね….箱根はね，新婚旅行で行ってね…しばらく行ってないからどうなっているか…」

解釈　再び「作業的存在」になるために

　担当作業療法士さんは，1 日の時間の使い方（習慣）について聞き始めました．しかし T さんが応えきれてないと判断したのでしょう．「趣味でやっていたことは？（興味）」と続けています．この質問がポイントでしたね．好きなことは電車に乗って移動すること，同時に温泉に行って奥さんの興味をかなえることです．しかし，病気になってからは「遊んでいる場合じゃない」という認識に変わりました．T さんは毎日手の訓練をしています．1 日の半分の時間を手の訓練に費やし，午後は奥さんの買い物について行き，風呂に入って寝るという繰り返しです．「リハビリ命」で日々頑張っているのはわかりますが，作業のバランスが悪いですね．とはいうものの，「遊んでる場合じゃない」という表現から，リハビリは T さんに

とって大切な作業（価値）であることもよくわかります．

　ここで担当作業療法士さんが「旅行はいい訓練の機会」であり「奥さんのためにもよい」と切り返しています．Tさんの立場になって考えてみましょう．

・今一番大切な手の訓練（価値）

・過去の趣味である電車での移動（興味）

・妻のための夫としての役割

・旅行に耐えうる体力（遂行能力）

・旅行するための準備的作業を行う技能

　こうした要素が，Tさんに旅行へ行くよう働きかけます．個人的原因帰属は明瞭ではありませんが，少なくともその後のやり取りの中で「できない」という感情を思わせるやり取りはありません．逆に，旅行に行くことはいいことかもしれない…，箱根は新婚旅行で行ったところ…，と旅行を肯定する発言が目立ちます．本当は旅行に行きたかった（興味）のでしょうね．でも，遊びはダメという価値が興味を抑制して，旅行という作業を選択できませんでした．

　また，担当作業療法士さんがTさんに，「作業療法」をとても自然に説明している場面がありました．

OTR　：「遊びの中にもたくさん手を使うことはありますからね．それから奥さん孝行することもTさんにとっては大切なのではないですか？」

　旅行という作業が，Tさんの遂行能力の向上や価値の実現につながること，そして夫の役割を担う機会になることが伝わってきます．上手ですね．つまり，作業療法士のこの問いかけが，Tさんの身体的機能を回復するだけでなく，作業的存在としてのTさんを呼び覚ましたように聞こえま

す．

　この日以来，T さんの作業療法は，徐々に旅行に関するさまざまな準備や相談の場となっていきました．特にスマートフォンで写真を撮り，パソコンに保存したり，SNS に投稿することに興味を持ったようで，その操作に時間を多く割きました．その後箱根はもちろん，電車に乗って近場の名所を訪ねたり，おいしいものを食べてきたとたくさんの写真を持参し報告してくれるようになりました．過去の趣味に写真撮影と SNS への投稿という新たな趣味が加わり，しかも夫婦共通の趣味となり，毎日を忙しく楽しく過ごしています．外来に患者さんとして来ることはほとんどなくなり，ときどき写真を見せるために遊びに来てくれます．SNS に投稿される写真を見るたびに，「楽しんでいますね！」と応援しています．

第 4 章

ことわざを
人間作業モデルで読み解く

さて，これからは問題を解いて，MOHO の概念を楽しく勉強しましょう．

　以下に示すことわざや成句の意味を MOHO 的に解釈すると該当するのはどれでしょうか．

　解説には，私がそのことわざや成句のどこに着目して，どう判断したかを示しています．ですから，着目した部分によっては異なる回答になるかもしれません．皆さんもどこに着目してどのように判断したかを明瞭にしながら解き進めてください．あくまで楽しくです．

❶ 花より団子（はなよりだんご）

1）価値
2）興味
3）個人的原因帰属
4）習慣
5）役割

解　説

　意味は，「風流よりも実利，概観よりも実質を重んじることのたとえ」です．類表現として花の下より鼻の下，「風流よりは口に糊する毎日の生活の方が大切であること」，「詩を作るより田を作れ」などがあるそうです．MOHO 的にはこれは単なる好き嫌いというよりは，価値観の意味合いの方がよさそうに思います．でももしかするとこれは好みの話だと解釈して興味を選ばれた方がいるかもしれませんね．

回　答
1 あるいは 2

❷ 瑠璃も玻璃も照らせば光る（るりもはりもてらせばひかる）

1）価値
2）興味
3）個人的原因帰属
4）習慣
5）環境

解　説

　意味は，「優れた素質や才能を持つ者は，どこにいてもすぐわかる」というたとえ，また「優れた素質や才能に恵まれた人は誰でも修練を積むことによって大成する」という意味です．強引ですが，大成するという言葉に着目すると，MOHO 的には，「できる」という意味に解釈できます．

回　答
3

3 亭主の好きな赤烏帽子 （ていしゅのすきなあかえぼし）

1）価値

2）興味

3）個人的原因帰属

4）習慣

5）役割

解　説

　意味は「一家の主人の好みとなれば，どんなに異様な趣味であっても，家族はそれに従わなくてはならない」ということです．それが家族の努めでしょう！　ということですね．つまり MOHO 的には役割であると考えます．

回　答

5

4 門前の小僧習わぬ経を読む （もんぜんのこぞうならわぬ きょうをよむ）

1）価値

2）興味

3）個人的原因帰属

4）習慣

5）環境

解　説

　意味は「寺の門前に住む子どもは，いつのまにか般若心経ぐらいは聞き覚えてしまうだろう」という意味です．いつもそうであるならば…という点に着目すると，MOHO 的には，習慣ということですかね．

回　答

4

5 猫に小判（ねこにこばん）

1）価値
2）興味
3）個人的原因帰属
4）遂行能力
5）環境

解　説

　意味は「価値のわからない人に貴重なものを与えても無駄であること」のたとえ．本来的には捉えどころは違いますが，問題として MOHO 的にどの概念を選びますかと聞かれたならば，価値のわからない人に…というところから，私はとりあえず価値を選びます．

回　答
1

6 好きこそものの上手なれ（すきこそもののじょうずなれ）

1）価値
2）興味
3）個人的原因帰属
4）習慣
5）役割

解　説

　意味は「何事によらず好きなものにはおのずと熱が入るから，それだけ上達が早い」ということです．一瞬悩みますが，私は「上達が早い…」に着目して，MOHO 的には個人的原因帰属を選びます．中には「好きなもの…」に着目して興味を選ぶ方がいるかもしれませんね．

回　答
3 あるいは 2

7 下手の横好き（へたのよこずき）

1）価値

2）興味

3）個人的原因帰属

4）習慣

5）環境

解　説

　意味は「下手なくせに，その物事を妙に好む」ということ．上手か下手かよりも，まずは好きというのがきっかけでやり続けると考えると大事なことですね．私は「好む」に着目し，MOHO 的には興味であると考えます．もしかすると「下手」に着目して個人的原因帰属を選んだ方がいるかもしれませんね．

回　答
2 あるいは 3

8 雨垂れ石を穿つ（あまだれいしをうがつ）

1）価値

2）興味

3）個人的原因帰属

4）習慣

5）遂行能力

解　説

　意味は「雨垂れが長い間には石にも穴をあけてしまうように，非力でも根気よく続ければ必ず成功する」ということです．本来は，どんなことでも続けることが大切であるということを説いていますが，続けることによって必ずできますよ，というところに着目すると MOHO 的には個人的原因帰属を選択したいです．

回　答
3

9 早起きは三文の徳（はやおきはさんもんのとく）

1）価値
2）興味
3）個人的原因帰属
4）習慣
5）環境

解　説

　意味は，「朝早く起きると何かしら良いことがある」ということです．朝はいつまでも寝ていないで，早起きすると何かいいことがありますよと説いています．無理やりかもしれませんが，そのように毎日を過ごしなさい…といっていると考えると，MOHO 的には習慣となります．

回　答

4

10 破れ鍋に綴じ蓋（われなべにとじぶた）

1）価値
2）興味
3）個人的原因帰属
4）習慣
5）環境

解　説

　意味は「どんな人にもそれぞれにふさわしい配偶者があると」ということです．MOHO 的にはもちろん環境ですね．それも社会的環境という言葉が出てきたらパーフェクトです．

回　答

5

11 おばあさんは川へ洗濯に行きました

1）価値

2）興味

3）個人的原因帰属

4）習慣

5）環境

解　説

　昔々，あるところにおじいさんとおばあさんが仲良く住んでいました．おじいさんは山へ芝刈りに行ったのですが，おばあさんは何故川に行ったのでしょうか．おばあさんは洗濯をするために川へ行ったのはわかります．なぜ川だったのでしょうか．この時代にコインランドリーはなく，洗濯機もない．どこでお洗濯をしようか…．そうだ！　川だ！　ということで，お洗濯のために川へ行くのはおばあさんにとって日課であったと考えるのが自然だと考えます．つまり，MOHO 的に考えると，おばあさんが川へ行ったのは習慣であると考えます．

回　答
4

12 鬼退治に出発した桃太郎に，猿，キジ，犬がお供を買って出ました

1）価値

2）興味

3）個人的原因帰属

4）習慣

5）環境

解　説

　鬼退治に行く桃太郎にとって猿，キジ，犬はどれに該当するでしょうか．作業課題である「鬼退治」をするために，キビ団子（物的環境）を持ち，道（物理的環境）を歩いていると，猿，キジ，犬が次々と現れます．彼らは，この物語においては MOHO 的にはもちろん社会的環境です．

　ということで，環境であると考えます．

回　答
5

Column コラム MOHO 辞典
「夫婦喧嘩」

　「夫婦喧嘩は犬も食わぬ」といわれるようにつまらない原因であったり，一時的なものであることが多く，そのつまらない原因は，例えば「味噌汁は赤みそでしょ！」とか，「どうして柔軟剤を使わないのっ⁉」とか，「どうしてそれに醤油？」など第三者からするとどちらでもいいと思えるものです．でも，本当にそうなのでしょうか？　これまでの人生の中で，織り込まれてきた生き方を否定されるわけです．たまったもんじゃありませんね．それは決して「つまらない原因」ではないということです．「夫婦喧嘩とは，MOHO 的には，お互いが暮らしてきた文化的背景に基づく価値感や習慣の否定に対する行為」と理解できます．

引用・参考文献

1 ）Gary Kielhofner 編著，山田孝 監訳：人間作業モデル　理論と応用　改訂第 4 版．協同医書出版社，東京，2012．p1-121
2 ）長﨑重信 監修，浅沼辰志 編集：作業療法学ゴールド・マスター・テキスト　作業学　改訂第 2 版．人間作業モデルと作業，メジカルビュー社，東京，2015，p352-361
3 ）佐藤秀峰：ブラックジャックによろしく第 1 巻．p3-4，7，12，27，25，56，59，114，140-141，145，167，190，191
4 ）北原保雄：明鏡ことわざ成句使い方辞典．大修館書店，東京，2007．p22-23，258，307，358-359，378-379，381，416，471-472，492-493，502

鈴木憲雄

1961 年　北海道札幌市に生まれる.
1984 年　仙台大学　体育学部体育学科　卒業
1988 年　専門学校社会医学技術学院　作業療法学科　卒業
2007 年　首都大学東京大学院　修了（修士, 作業療法学）
2015 年　昭和大学大学院　修了（博士, 保健医療学）
2016 年　昭和大学　保健医療学部　作業療法学科　准教授
2018 年　昭和大学　保健医療学部　作業療法学科　教授

　中学校の体育の先生を目指していたことを考えると, 教える内容は異なりますが「学校の先生」という意味では夢が実現しました. 現在は大学の教員をやり続けており, 作業同一性および作業有能性は確立されていると自己評価します. つまり私は, 現在は作業適応の状態にあると言えます. 教師生活 25 年目. この間に約 1,000 名の学生さんと一緒に作業療法を勉強してきました. これから先は, さまざまな理由で作業適応の状態が崩れ, いずれ若い皆様の作業療法を受けることになるのだろうなぁ. どんな作業療法を経験できるのだろう…楽しみだなぁ.

人間作業モデルで読み解く作業療法

2017 年 9 月 25 日　第 1 版第 1 刷
2019 年 3 月 1 日　第 1 版第 2 刷©

著　　　者　鈴木憲雄
発　行　人　三輪　敏
発　行　所　株式会社シービーアール
　　　　　　東京都文京区本郷 3-32-6　〒 113-0033
　　　　　　☎(03)5840-7561（代）Fax(03)3816-5630
　　　　　　E-mail／sales-info@cbr-pub.com
　　　　　　ISBN 978-4-908083-21-1　C3047
　　　　　　定価は裏表紙に表示
印 刷 製 本　三報社印刷株式会社
　　　　　　© Norio Suzuki 2017